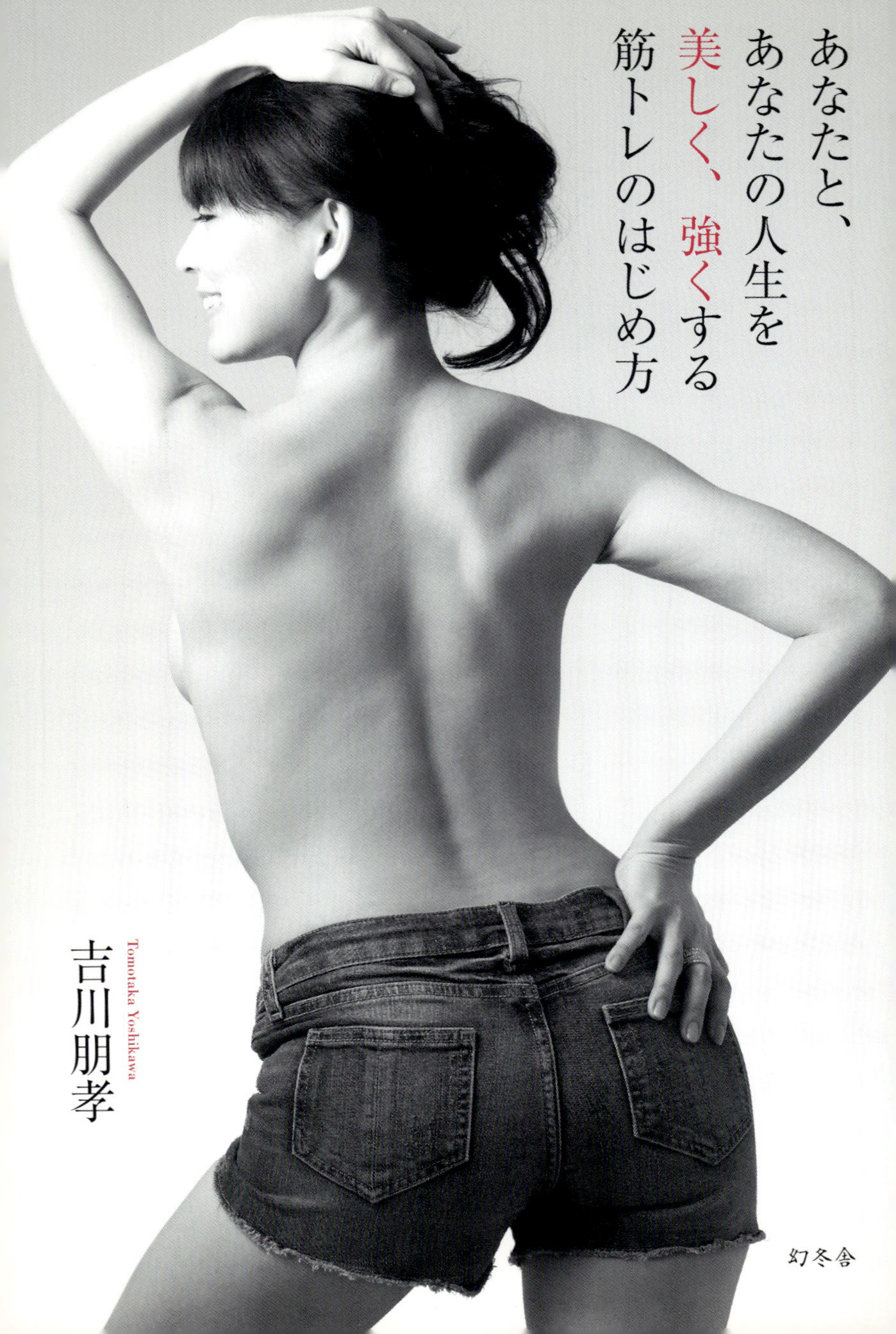

あなたと、あなたの人生を美しく、強くする筋トレのはじめ方

吉川朋孝
Tomotaka Yoshikawa

幻冬舎

はじめに

人生と筋肉を鍛えることが、どうして関係するの？
タイトルを見て、そう思った方も多いでしょう。ですが、私の教室に通い、トレーニングをする女性たちが、どんどん美しく強くなり、自信をつけていくのは間違いないのです。

生徒さんの中に、こんな女性がいました。浮気した彼氏を見返すために、ダイエットを決意し、見事3か月で劇的に変身を果たしたのです。パンパンだった顔は輪郭がシャープな小顔になり、ウエストはくびれ、足首は引き締まり、誰もが羨むボディラインを手に入れました。しかし、彼女の変化は、ボディだけではありませんでした。最初は何をするにも言い訳が先に立ち、行動に移すのに時間がかかりましたが、筋トレを続けるうちに、どんどんポジティブになっていったのです、人はよく、「外見よりも内面が大切」なんて言いますが、私はそうは思いません。なぜなら、外見が美しくないと、内面に磨きをかけにくいからです。

外見が美しい人は、周りから注目される機会が多くあります。そのため、その視線、期待に応えようと、「もっと美しくなりたい」と美に磨きをかけるので、努力する姿勢が身に付き、心の余裕も生まれます。そうして、自然と内面も磨かれていくのです。いくら内面を磨いて心の中だけが変わっても、人生はそう簡単には変わりません。しかし、外見も美しくなれば、周囲の反応も変わるので、人生が驚くほど好転し始めます。それを誰でも叶えられる最強の手段が、筋トレなのです。

私が「吉川メソッド」を生み出したきっかけは、ケガでした。空手の練習のしすぎで腰を痛め、あまりの痛さに歩けないほど悪化してしまい、医者から、「腰の軟骨がつぶれている。これは一生治らない」と言われてしまったのです。それでも私は諦めきれず、「トレーニングで腰の周りの筋肉を鍛えて軟骨をガードすればいい」と考え、日々、自己流の筋トレに励みました。その結果、何と医者から見離された腰痛を治すことができたのです。これが、吉川メソッドの原点であり、私の人生が好転し始めた瞬間です。

吉川メソッドに入門された方に、私はただ、効果のある筋肉トレーニングを指導しているわけではありません。ボディコントロールと同時に、その方の人生をハッピーにするお手伝いもさせていただいています。私のジムにいらっしゃる方は、「やせてステキな恋人が欲しい」「肌を10歳若返らせたい」「やせることで自分を変えたい」など、ダイエットをはじめる理由はさまざまです。しかし、私が導くべき道は、ただひとつ。「体が変われば心が変わる、人生が変わる」ことを伝え、その方の人生にドラマを持ち込み、幸せになれる道筋をつくってさしあげることです。この本を手にしたあなたは、体も心も、恋も仕事も、今、まさに大きく変わろうとしています。騙《だま》されたと思って、まずは2週間続けてみてください。この本を手にしたのは運命。あなたは、体を変え、心を変え、人生を美しく強くするスタートラインに立ったのです。

吉川朋孝

目次

PART 2

PART 1

あなたはなぜ、筋トレをはじめないのか？

Yoshikawa method

1

筋トレだけが、何歳からでも理想の体をつくる唯一の方法。

私のホームページでは、「体重何キロ減！」といったよくある宣伝文句は使っていません。なぜなら、体重を減らすことにこだわってほしくないからです。体重を減らすのは簡単です。質量の重い筋肉を落とせばいいのです。ハードな筋トレをせずに、食事制限や有酸素運動を行えば、筋肉が減るので体重はどんどん落ちていくでしょう。しかし、これは理想ではありません。みなさんが自慢したいのは、体重ではなくて見た目なのですから。その証拠に、もし、体重が60キロあったとしても、ハリウッド女優のようにメリハリのあるボディなら、堂々と体重を言えるはずです。けれど、自己流のダイエットで、食事制限や有酸素運動だけを行い、正しい筋トレを取り入れずにいると、間違いなく筋肉まで落ちてしまいます。体重を減らすことにがむしゃらになり、筋肉を落とすとどうなるか？　それは、あなたが気にしているボディラインのデザインは変わらず、ただひと回り、体が小さくなるにすぎません。

　身長や骨格は変えられませんが、筋肉は自分でデザインできます。何でもそうですが、**デザインはバランスです。ウエスト周りが変わらなくても、背中の筋肉がつき、ヒップが上がれば、くびれて見えます。一部のサイズではなく、全体のデザインが重要です。**何歳であろうが、ボディを理想のラインに整えられる、唯一の方法が筋トレなのです。

Yoshikawa method

2

筋トレはエステより、整形より効く最強の若返り方法。

体のラインを根本的に変えられるのは、筋肉だけです。筋肉はいくつになってもつけられますし、重力にも逆らえるからです。たとえば、足首を細くしたい場合、ふくらはぎを鍛えれば肉が上に持ち上がり、足首が細くなります。バストアップは、大胸筋上部を鍛えることで、上部のふくらみができます。筋肉は硬いイメージですが、力を入れないかぎり、とても柔らかく、さわり心地はいいのです。鎖骨をくっきり見せたいなら、僧帽筋《そうぼうきん》という筋肉を鍛えればキレイになります。くびれをつくりたい場合は、腹筋を鍛える他、ヒップと背中を鍛えてVラインをつくります。ヒップアップには、お尻の下のぜい肉をゴソッと取るメニューが効果的。脚を長く見せたい場合、後ろ姿はヒップアップで長く見えますし、膝上のたるんだお肉を取れば、膝が上に上がったように見え、スラッと脚が長く見えます。二の腕は、上腕三頭筋と三角筋（肩）の後部を鍛えれば、メリハリがつき、スッキリします。

　エステなどのモミダシで細くなるのは、「脂肪は動く」からです。矯正下着も一緒ですね。無理矢理脂肪を移動させ、あたかも細くなったように見せます。しかし、どちらもしばらくしてジャンプでもすれば元の定位置に戻ります。いっぽう筋トレは、まさに最強。驚くほど若返り、髪や肌もキレイになるので、高級エステや美容整形に通うよりよっぽどいいんです。

Yoshikawa method

3

筋肉が増えると、やせ体質になります。

人は、じっとしているだけでも、呼吸をしたり、内臓を動かしたり、体温を保ったりすることで、エネルギーを使っています。これが「基礎代謝」で、1日のエネルギー消費量の7～8割に相当します。そのうち、平均4割ほどを担っているのが、筋肉です。ですから、筋肉が少なければ基礎代謝が落ちますし、反対に筋肉が多ければ、基礎代謝が高まります。つまり、筋肉が増えれば、やせ体質が手に入るのです。

ダイエットで大事なのは、体重を落とすことではありません。ポイントは、いかに、筋肉を減らさず、むしろ増やしながら、脂肪だけを減らせるか。間違ったダイエットで筋肉が減ると、代謝が落ち、以前より脂肪もつきやすくなるので、すぐにリバウンドしてしまいます。吉川メソッドの筋トレは、いわば、霜降りの牛肉の「さし（脂肪）」を燃焼し、筋肉を締めるようなもの。余分な脂肪を効果的に落とすことができるので、メリハリのある、美しいボディラインと、やせ体質が手に入るのです。

ハッキリ言いましょう。**筋肉をつけるほどの正確無比な筋トレでなければ、ダイエットは必ずリバウンドします。急がば回れ。他の方法を探すより、今すぐ筋トレを開始するほうが、よっぽど賢明**です。

Yoshikawa method

4

背中こそ美しさ、若さの証。
男性は後ろ姿を見ています。

自分のスタイルに自信がないと、鏡を見なくなります。逆にスタイルが良くなると裸でいる時間が長くなり、鏡が好きになります。街を歩いていても、ショーウィンドウに映る自分の姿をチェックするようになります。すると、歩き方や姿勢まで良くなり、どんどん美しくなっていきます。自分だけです。自分をよく見ていないのは。周りの人はずっとあなたのことを見ています。ですから、常に自分がどう見えているかをチェックしなくてはいけません。

特に、**男性は女性の後ろ姿を見ています。**女性は気付いていませんが、目の前をスタイルのいい女性が歩いていたら、間違いなくずっと見ています。そして、何とか顔を見たいと思っています（笑）。結局顔？　と思われるかもしれませんが、スタイルが悪いと、顔を見たいとも思ってもらえないのです。顔をジロジロ見ると、「何を見ているの？」と思われるのでガマンしていますが、後ろ姿は違います。見放題です。どこを見ているかは、人それぞれですが、肩甲骨がキレイな女性が背中の開いた服を着ていたら、セクシーですね。あと、ヒップラインが大事です。ヒップが垂れていれば、それだけで短足に見え、だらしなく見えます。**後ろ姿を制すれば、ボディラインは完璧と言っていいでしょう。**背中のお肉がブラからはみ出しているのも、いただけません。それだけで、おばちゃんに見えますよ。

Yoshikawa method

5

部屋が散らかっている人は
やせられません。

私が、生徒さんに最初にする質問が、「あなたの部屋は散らかっていませんか？」です。みなさん、「何で？」という顔をした後に、必ず、「どうしてわかるんですか？」とおっしゃいます。不思議なことにダイエットを試みる方の部屋は、ほぼ１００％散らかっています。私の部屋も、昔は足の踏み場もない状態でした。

「どうせすぐ使うから」とモノを出しっぱなしにしておくのは太るメカニズムとまったく同じ。食べた分を消費すればいいのに、その一つひとつの片付けができないから太るのです。

部屋が散らかると、歯磨きやお風呂もいいかげんになり不潔になります。当然、食事もだらしなくなり、動くことも減り、みっともない体になり、自己嫌悪に陥ります。また、**「後で片付けよう」と思うことは、「ダイエットは明日から」の思考とリンクし、すべてが後回しになります。**当たり前ですが、片付ける気持ちがなければ、部屋は片付きません。トレーニングをする気持ちがなければ、ダイエットもできません。

「部屋を片付ける気持ちが起きれば、トレーニングによってダイエットできる」というのも、実はループのようにつながっているのです。**ダイエットを成功させたいなら、まずは部屋を片付けることからはじめましょう。**

Yoshikawa method

6

部屋を掃除することと
脂肪を捨てることは同じです。

掃除の基本は、いらないものを捨てることです。「使うかもしれない」は、「使わない」のですから、捨てるか、あげるかしましょう。よくみなさんは、置いておくのはタダだと思っているので捨てることを拒みますが、家賃を払っているのなら、そのモノを置いておくスペースはタダではありません。デザインでも余白が大事なのと同じで、**スペースの余裕が心の余裕を生む**のです。

私も、昔は部屋が散らかっていて、たまに掃除をしては、「絶対に散らかさないぞ」と誓うにもかかわらず、1か月もすると散らかっていました。そこで考えたのが、部屋を完全リニューアルすること。コンセプトは、「毎日簡単に掃除ができる部屋」でした。具体的には、モノを置かない。机の上やチェストの上には何も置かないことでした。すると、朝起きたらモップでひと拭き。たったこれだけでいつもキレイな部屋が保てます。モノが上に置いてあれば、そのモノのほこりも払わなくてはいけないし、モノを全部どけて、下を掃除しなくてはいけません。これは結構大変です。不思議と私のジムを卒業された方は掃除好きになります。**自分の脂肪をキレイに掃除できたのも、部屋を掃除する習慣が身に付いたからこそ。**いらないものを見極めて、片付けるアクションを起こす。それがダイエットの第一歩です。

Yoshikawa method

7

体が変われば、心は前向きになり、人生にポジティブな循環が生まれます。

ジムの生徒さんから、よくこんな〝苦情〟がきます。「最近、早起きになっちゃったんですけど、大丈夫なんですか!?」と。朝起きるのは苦手なはずなのに、勝手に目が覚めてしまうため、「体が興奮状態なのでは」と、自分の変化に不安を覚えるようです。「でも、眠くならないんですよね？　体が動くようになったという実感があるのではないですか？」と尋ねると、ハッとした感じで、「確かに、そうですね」と、みなさん答えます。筋トレによって体が動くようになったことで、心が前向きになり、早起きできるように変わったのです。

私は、朝日を浴びたら起きるので、夏だと4時半～5時半ぐらいに起きます。冬は6時だと日が昇っていませんが、6時までには起きたいので、5時55分に目覚ましをセットしています。しかしほとんどは、目覚ましが鳴る前に起き、1日をスタートさせています。生徒さんも、通ううちに、朝の時間帯のトレーニングを好むようになります。どんなに忙しい人でも、朝早くに仕事のアポイントが入っている人は、ほとんどいません。**自分に言い訳できない朝の時間の中で体を動かし、自分自身と向き合っているのです。早起きによって時間管理への意識が高まり、優先順位をつけるのがうまくなる。その結果、恋も仕事もうまくいく——。**筋トレによる体と心の変化で、そんなポジティブな循環が生まれるのです。

Yoshikawa method

8

筋トレをすると、後回しにするクセがなくなります。

筋トレを続けていくと、性格がポジティブになっていきます。「自分のレベルが上がった気がする」「物事を後回しにしなくなった」「心に余裕が生まれて、恋人とケンカしなくなった」……と、生徒さんはよく言っています。最初は、小さな変化がいくつか現れてきます。「食器を洗う」「苦手なクライアントに連絡をする」など、**面倒で後回しにしたいと思っていたことが、いつの間にか簡単にできるようになっている**はずです。食事にも気を使うようになるでしょう。「集中力が増した」という人も多くいます。何せ、自分の限界を超えるトレーニングを行っているのです。効果を最大限得ようとすると同時に、ケガをしないように細心の注意を払っているんですから、集中力が増さないわけがありません。そうした、小さな変化がいくつも、体の変化と一緒になって、どんどん現れてきます。そして、いつしかあなたを大きく変身させているのです。**いい変化は、続けてこそ意味があります。ダイエットに成功した時点で終わってしまっては、意味がありません。**自分を常にアップデートしていくのです。現状を維持しようと思えば、ギリギリ維持することで精一杯ですが、まだまだ成長させようと思えば維持なんて簡単です。常に前へ歩いたほうがラク。立ち止まったほうが余計な言い訳をしてしまい疲れてしまう。成長は、とても楽しいことなのです。

Yoshikawa method

9

美しく変身すると、男性の本質が見えてきます。

生徒さんの中に、こんな女性がいました。とにかくおデブさんで、ジムに入会した理由は、彼氏の浮気。彼氏を問い詰めたら、「お前が太いからだ！」と言われ、彼氏を見返すため、筋トレに励んでいました。しかし、体が変化していくにつれて、意識も変わっていったんでしょうね。そのうち、「彼氏が詮索するようになってきて……」ともらすように。美しく変わっていく彼女を見て、彼氏はさぞ、あせったことでしょう。実際、彼女は3か月で、劇的に変身しました。脂肪が落ちて、メリハリのあるボディラインになったのはもちろん、顔も小さくなって、目鼻立ちがくっきり。ダイエットするまでは、完全に彼氏が優位に立っていたのに、今や形勢は逆転。その後ふたりがどうなったかは、ご想像にお任せします。

美しいボディラインを手に入れて、自分のレベルが上がると、男性の価値を冷静にジャッジできるようになります。男女は互いに自分と比べ、査定して付き合うわけですから、いろいろなことに点数をつけたら、必ずお互い似たような点数になります。**レベルの高い男性と付き合いたければ、あなたの点数も上げなくてはいけません。筋トレは、それを可能にします。**外見が磨かれれば、周囲が優しくしてくれるし、もっとキレイになりたいと美を楽しむので、結果的に内面が磨かれます。そんな前向きな女性は男性を大いに惹《ひ》きつけるでしょう。

Yoshikawa method

10

「無理！」と思ったその後に、新しい自分が待っています。

私は筋トレで性格がだいたいわかります。もっと言えば、その人の未来がうまくいくかわかります。どれだけポーカーフェイスを装っても、限界に到達したときに、「ラスト3回」と言われれば、誰だって本音が出ます。言い訳をして力を抜いてしまう人や、笑って諦めてしまう人、「もう無理です」と言う人、「あと1回にして」とお願いする人など、さまざまです。しかし、最初はダメでも、このラスト3回がいかに大事かを説明すると、みんなちゃんとやるようになります。なぜなら、その3回ですべてが決まるからです。10回やるとしたら、7回はこの3回のための布石にすぎません。**キツくなってからのラスト3回。人生も「もうダメだ！」と思ってからのラスト3回ぐらいに思えば、どんな逆境だってはね除《の》けられます。**

実際、生徒さんの一人、旅館のコンサルタントをしている社長さんが卒業間近のときに、大震災が起きました。生徒さんのお客様は東北の旅館ばかりだったので倒産寸前になったようです。心配になり、「仕事は大丈夫ですか？」と連絡すると思わぬ答えが。「大丈夫ですよ!!　あのシシースクワットに比べたら何てことないです（笑）」と。シシースクワットは吉川メソッドの中でも1、2を争うキツい種目。こうしてこの生徒さんは会社の大ピンチを乗りきり、無事に卒業し、何とその数か月後には、過去最高の売上を計上したそうです。

Yoshikawa method

11

外見には私生活が表れます。

たとえば、肌はボロボロ、洋服もヨレヨレの美人と、美人というわけではないが、肌が美しく、身だしなみが整っている女性がいた場合、あなたはどちらに好感を抱くでしょうか？おそらく、後者でしょう。なぜなら、前者は、だらしのない生活が透けて見えるからです。きっと、毎日不規則な生活をして、食事もアンバランスで、部屋には脱いだ洋服が散乱している。常にバタバタした生活を送っているせいで、心に余裕がなく、人に対する思いやりも足りない……。男性は、外見でここまで想像してしまうのです。いっぽう、後者は、きちんとした暮らしぶりがイメージできます。「そりゃ、毎日きちんと過ごしたいけど、とにかく忙しくて余裕がない」と、嘆いている読者の方もいらっしゃると思います。ご安心ください。そうやって、本当はライフスタイルや自分を変えたいけれど、なかなか変えられないという方々のために、この本があるのです。筋トレを行えば、すべて解決します。毎日、ハードな筋トレを行うためには、自分をコントロールする強靭《きょうじん》な精神力が必要です。**トレーニングを続けることで、「後で片付けよう」「ひと口だけ食べてしまおう」など、弱い自分に打ち勝つことができる**のです。精神の力は、筋肉に力を与え、また筋肉が精神に……という素晴らしい循環が生まれます。そうすれば、あなたの人生は確実に輝きを増すでしょう。

Yoshikawa method

12

あなたが今太っているのは、遺伝のせいではありません。

あなたがこの本を手にしているということは、下半身が気になったり、二の腕が太いと思っていたり、何かしら、ボディラインにコンプレックスがあるからだと思います。しかし、こんなことを口にしてはいないでしょうか。「私、遺伝的に太りやすいのよね」「以前、バレーボールをしていたから下半身が太くて……」。ハッキリ言いましょう。今あなたが太っているのは、現在の運動不足が原因です。遺伝的な話をすると、確かに稀《まれ》に、どれだけ食べても太りにくい人はいますが、それは特異体質です。遺伝的に太りやすいのではなく、ほとんどが、太りやすい食事をその家族がしてきたからです。そりゃ、家族みんな太りますよ。意外とお父さんだけやせていることがあるのは、家で食べる機会が少ないからです。バレーボールに関しても、何年も前の筋肉なんてとっくに落ちて、今はただの脂肪になっているので、まったく関係ありません。まずは、現実を直視してください。言い訳をやめてください。

吉川メソッドは、世の中に蔓延《まんえん》している、お気軽ダイエットではありません。むしろ、かなりスパルタです。これまでの自分を振り返り、限界に挑戦する自分との闘いなのです。しかし、**限界に挑むからこそ、達成感や充足感、幸福感、美に対する欲求などが、螺旋《らせん》のように絡まり合って昇華し、あなたの外見と内面に、劇的な変化をもたらす**ことができるのです。

Yoshikawa method

13

運動嫌いな人ほど、筋肉が素直だからやせやすい。

意外なことに、運動経験が豊富で、スポーツ万能な人ほど、吉川メソッドの筋トレが最初は苦手なようです。肉体的な勘がいいため、負荷を他の筋肉や関節に分散させてしまうのが上手なのです。つまり、ラクに回数をこなすクセが体にしみついているのです。左右どちらでもボールを投げられるという人はまだいいですが、ほとんどの人は利き手、利き足があり、左右の筋肉の付き方、使い方がアンバランスです。ですから、フォームが崩れても無理矢理続けてしまいます。「毎日、腕立て伏せを１００回やっています」なんて人は、ほとんどがこのパターンです。負荷を分散させてしまっているのです。私でも、正しいフォームで腕立て伏せを行ったら、20回もできません。その点、運動をまったくしたことがなく、苦手という人は、良くも悪くも左右の筋肉のバランスに差がありません。器用でない分、対象筋以外の筋肉や腱《けん》や関節に負荷分散させることが苦手です。つまり、筋肉が素直なのです。ですから、フォームが崩れにくく、ねらった筋肉だけに負荷をかけることができます。

吉川メソッドは、これまで運動をあまりしてこなかった運動嫌いの方ほど、効果を得やすいメソッドです。**「筋トレ」と聞いて、「私には無理！」と思い込んでいるあなたこそ、激変する可能性を秘めている**のです。

Yoshikawa method

14

目標を少しずつ高く設定すると、自分のレベルも自ずと上がります。

目標は、なるべく高く設定してください。たとえば、10キロ走れと言われると、その10キロは辛《つら》いですよね。でも、もし、20キロ走れと言われていたのに、途中の10キロで終わりと言われたらどうでしょう？　その10キロは通過点だと思っていたので、きっと楽勝のはずです。筋トレもそれと同じ。10回と決めて行うと、数回は楽勝だったにもかかわらず、残り2回ぐらいになると、急に辛く感じるものです。これがもし、目標を12回に設定していたなら、10回は余裕でできたことでしょう。

こうやって、**真の目標よりも、さらに高く目標を設定することは、日常生活にも大いに生きてきます。**たとえば、仕事を18時までに終えたいなら、17時半を目標にするとクリアしやすくなるでしょう。営業の電話を１００件かけるのが目標なら、１２０件を目指せばいいのです。こうして、**目標を吊り上げていくと、自分自身のレベルも自《おの》ずと上がっていきます。**そして、さらに目標が高くなり、自分のレベルも上がる……という人生の好循環が、あなたを待っているのです。吉川メソッドの筋トレは、単なるダイエットではありません。真剣に筋トレと向き合うことで、生活や考え方など、さまざまな部分に波及し、それらが大きな渦となり、あなたの人生を劇的に推し進めてくれるのです。

Yoshikawa method

15

美しい自分に驚かないこと。心は徐々に追いついてきます。

私が名古屋で教えていたころ、30代半ばの女性が入門してきました。あだ名は〝コロちゃん〟。たっぷりの脂肪を身にまとった、愛嬌のある女性です。周囲も「コロちゃんは、コロちゃんだからかわいいんだよ！」と、はやしたて、いじられキャラとして定着していました。しかし、筋トレを進めるうちに、コロちゃんの脂肪はみるみる落ちていき、ウエストがくびれ、ヒップラインはキュッと上がり、パンパンだった顔も、すっきりシャープに。ついには、とあるコンテストで優勝するほどの美貌を手に入れたのです。すると、周囲の人間は、どんな反応をしたと思いますか？　こぞって、「前のほうがよかったのに」と、言い出したのです。なぜなら〝コロちゃん〟なんて呼んで下に見ていた相手が、今や高嶺の花になってしまい、悔しくて仕方がないからです。そして、コロちゃん自身も、なかなか現在の美しい自分に心が追いついていきません。洋服を買いに出かけ、「本当にスタイルがいいですね！」と、店員に褒められても、蓄積された自信のなさが顔を出し、「ちゃかされている」と思ってしまうのです。そのうえ、周囲からも冷たい反応をされ、彼女はすぐには、ダイエット成功の悦《よろこ》びを享受できません。しかし、**徐々に見た目の変化を心が受け入れられるようになります。**そして、外見も内面も自信に満ちた、美しい女性に変貌を遂げるのです。

Yoshikawa method

16

迷ったら、困難な道を選ぶ。それが人生をうまくいかせるコツ。

ダイエットにしろ、恋愛にしろ、成功する人は、今までの経験則から、正しい取捨選択ができます。しかし、多くの人は、この取捨選択がうまくありません。そんな人にアドバイスするとしたら、簡単です。「0・1秒も迷わず、素早く困難な道を選択する」です。人間が悩んでいるときは、実は答えは決まっています。困難なほうを選んだほうがいいとわかっているのです。しかし、少しでも迷えば、十中八九、ラクなほうを選択するでしょう。迷っているのは、どちらにしようかではなく、ラクなほうを選んだ大義名分の言い訳を考えているにすぎません。ラクなほうを選んだら失敗は少ないかもしれませんが、大きな成功もなく、学びがありません。しかし、困難なほうを選べば、失敗しても学びが大きいので成長するし、確実に一歩、大きな成功に近づきます。筋トレも同じ。**ラクなやり方では、時間の無駄で、何も変化はありません。しかし、キツければキツいほど、きちんと体が反応して、進化してくれるのです。**みんなが選ばない困難な道を選ぶわけですから、ハイリスクハイリターンだと思っているかもしれませんが、実際にやってみると、それがローリスクハイリターンであることに気付きます。そして、それが成功への最短距離だと知ります。実は、成功者はみんなこのことに気付いて取捨選択しているのです。

Yoshikawa method

17

忙しい人ほど、時間をつくり出すのがうまい。

時間がないと言う人は、往々にして時間を無駄遣いしている人です。有限な時間をどうやって管理するかは、優先順位の付け方で決まります。トレーニングを憧れの彼との初デートくらいに思えば、どんなことがあっても変更はしないはずです。

大手流通業の社長さんで、毎日のように会食が2件、3件ある方が、トレーニングをはじめることになりました。その方は、2か月前から期間中の2か月間は、一切会食の予定を入れなかったそうです。それでも、売上が下がったり、取引先がなくなったりすることはありません。むしろ体力がつき、肩こりなど皆無になり、週に1回は行っていたマッサージの必要がなくなり、その分、時間はできるし、より仕事に打ち込めるようになったようです。

〝時間は自分でつくる〟とは、優先順位をハッキリさせ、最重要項目を守ることです。人生のたった数か月のこと。これができなければ、先はないと思ったほうがいいでしょう。とはいえ、通常のＯＬさんが仕事上の誘いを断るのは困難でしょう。その場合、正直に、「ダイエット中なので、すみません」と納得していただくのが一番ですが、難しい場合は、「血糖値が高いと医師に診断されて」と言えば、断れます。都合や環境で諦めてはいけません。行動できないのは、周囲の敵のせいではありません。**敵は自分自身なのです。**

Yoshikawa method

18

人が幸せを感じるのは、
自分自身が成長しているとき。

生徒さんには、まず、限界を超えなくては決して成長できないことを認識してもらいます。最初はほとんどの生徒さんが肉体的限界レベルよりうんと下で、精神的限界レベルがマックスにきてしまい、心が折れてしまいます。実は、「限界だ！」と〝心〟が感じるずっと先に、真の〝肉体的限界〟があるのです。つまり、無理だと思っても、実際はもっとできるのです。こういうときは、一旦エクササイズを止めて、なぜ限界を超えなければ体が変わらないのかをしっかりと説明します。そして、次のエクササイズは、「とにかくラスト3回で、できる！　上がる！　と念じて行ってください。ただそれだけでいいですから」と言って行います。すると、さっきと同じ重さでもちゃんと上がるんですね。生徒さんは、「ホントだ！　上がるもんだね！」と達成感を得ます。そして、2週間もすれば、体つきが変わることで、努力の結果を実感し、さらに欲が出てがんばるようになります。

人が幸せを感じるのは、自分自身が成長しているときです。成功を収めた人でも、それ以上成長することがなければ、幸福感は得られない空虚な人生でしょう。**筋トレは、どんな人でも必ずやっただけの成長があります。何事にも努力する姿勢が身に付き、結果を得ることでさらに努力し、そして幸せを手に入れる。**そんな人生が、あなたを待っているのです。

Yoshikawa method

19

やっぱり美しい人は得。筋トレなら、誰でも美に近づけます。

〝人間は内面が大事。外見ばかりにとらわれるのはダメ〟と、外見が良くない人が言っていますが、外見が良くなければ、周囲の態度も違うので、卑屈になって当然です。それでは、内面を磨くどころではありません。男女問わず、人は美しいものが好きです。美しい人には人が寄ってきます。人が寄るということは、ビジネスもうまくいきます。恋愛だってうまくいくことでしょう。そうして生まれる心の余裕が、内面を磨くことにつながるのです。

ずっと美しい人は、美に対する投資を惜しみません。なぜなら、美しい恩恵を誰より知っているからです。よく、スタイルに問題のない人が私のジムを訪れます。彼女たちはお友達に、「まったくやる必要ないじゃん」と言われるそうです。しかし、お友達はわかっていません。美しい人ほど、より美しさを求めるのです。欠点がたくさんある人より、欠点がたったひとつの人のほうが、執着心は強いです。それほど、美しいということには価値があるのです。**筋トレは、自分が努力しただけ結果が体に現れます。万人に平等に与えられた、美しくなるための最強・最善の手段なのです。**〝自分磨き〟などと言って、あれこれ習い事にいそしむくらいなら、一生のうち、たった3か月間で構いません。筋トレだけに全力を注いでみてください。そうすれば、外見も内面も、一度に磨かれることでしょう。

Yoshikawa method

20

ステキな恋人が欲しいなら、
飲み会に行くのではなく、筋トレをすべき。

彼氏がいない、ぽっちゃりした女性にダイエットをすすめると、「好きな人もいないし」と、やる気のない答えが返ってきます。でも、好きな人ができてからダイエットをはじめていたら、間に合いません。ダイエットをしている間に、相手に彼女ができてしまうかもしれないですし、魅力的でなければ、相手にもしてくれません。だったら、常に心をＯＮに！今すぐ、ダイエットするべきなのです。これは、優先順位の付け方にも関係しています。

もし、**ステキな恋人が欲しいなら、あなたがすべきは、飲み会に行くことではありません。筋トレをすることです。**美しいほうが、出会う機会も、恋人獲得率も高まります。人生がうまくいく人は、目標設定が的確で、それを叶えるための手段を知っています。**「ステキな彼氏を手に入れる」という目標を叶えるために、自分のレベルを上げる。つまり、筋トレで見た目と中身に磨きをかける**のです。筋トレは、きちんと取り組めば必ず成果が出ます。成果が出れば、続けたくなります。吉川メソッドの成功率は１００％、リバウンド率はゼロです。私の言うとおりに、人生最後のダイエットに励めば、１００％変われるわけですから、徐々にやろうなんて考えないでください。一念発起して取り組みましょう。この本を手にしているあなたは、すでに成功への道を歩み始めているのです。

Yoshikawa method

21

美しく変わるあなたには、嫉妬の後に賞賛がやってきます。

これから美しく変わろうとするあなたへ、宣言しておきます。**あなたが美貌を手に入れる過程では、まず、周囲からの風当たりが強くなります。**「ちょっとやせすぎじゃない？」なんて声も聞こえてくるでしょう。あなたにとって身近な人ほど、急に冷たくなるはずです。特に、女性は必ず足を引っ張ります。「ケーキの食べ放題に行こうよ」「今日ぐらい、ダイエットしなくてもいいでしょ？」など、美しく変わり始めたあなたを、自分と同じ位置に引きずり落とそうと、あらゆる手をしかけてくるでしょう。しかし、それに負けてはいけません。そして次は、がんばるあなたをよそ目に無視です。変わりゆくあなたに気付かぬふりをしたり、興味のないふりをしたりして、あなたのがんばる芽をつぶそうとしているのです。しかし、ここを耐え抜けば、リバウンドするどころか、どんどんキレイになるあなたを見て、ついに、賞賛がやってきます。「本当にすごいがんばったんだね。ところで、どうやってその体になったの？」と。美しく変貌を遂げたあなたを、認めた瞬間です。ただし、美しくなったあなたのもとからは、これまで味方だと思っていた人が離れていくかもしれません。しかし、**この経験を通じて、あなたにとって本当に大切な人、信頼できる人を見極めることができる**のです。これは、**真のダイエット成功者だけがたどる、花道**なのです。

Yoshikawa method

22

ダンベルを買えば、ダイエットは3割成功しています。

吉川メソッドには、ダンベルが不可欠です。重さは、3～5キロが目安です。言っておきますが、**「ペットボトルで代用しよう」なんていう考えは、やめてください。**そもそも、ペットボトルでは重さが足りませんし、握りにくいので、正しいフォームを実践できません。何より、そんなお気軽では成功しません。これは、あなたの人生を変える、最後のダイエットなのです。それにかけるものとして、ペットボトルは釣り合っていますか？　**ダンベルを買うということは、ダイエットを決意した自分に対する約束**です。本気の証として、まずはダンベルを買いましょう。そうすれば、ダイエットは3割成功したも同然です。ダンベルは、なるべくグリップが細いものを選んでください。黒やメタルより、ポップでカラフルな色を選ぶと、重いイメージが軽減されるので、よいでしょう。その他、ダイエットに必要なのは、鏡、体重計、メジャー、軽量カップ、キッチンスケールです。トレーニングは、フォームを正確に保つため、必ず鏡を見ながら行わなくてはいけません。できれば、横幅60センチ以上の全身が映る鏡がオススメです。体重計は１００グラム単位まで出るものにしてください。メジャーは、裁縫などに使う、ラウンドメジャーがウエスト周りなどを測るのに便利です。食事はグラム単位で計測するので、軽量カップ、キッチンスケールも欠かせません。

Yoshikawa method

23

30歳をすぎた人こそ、筋トレの効果が最大限発揮されます。

20代のころと体重は同じなのに、30歳を超えたら、ボディラインが崩れてきたと感じていませんか？　それは、思い違いなどではなく、脂肪と筋肉が物語る真実です。

20代と30代では、脂肪の質が異なります。 20代では、脂肪にもハリがありますが、30代になってくると、ハリがなくなり、柔らかくなってゆるんできます。ハリがない分、重力に負け、脂肪が全体的に落ちてくるので、体重は変わっていないのにスタイルが崩れてしまうのです。また、脂肪がゆるんでくることによって、脂肪がデコボコ状になり、エステ業界で言う「セルライト（ただの脂肪ですが）」となり、エステビジネスの餌《え》食《じき》となります。これを阻止するためには、筋肉をつけるしかありません。幸いにも、**女性は、脂肪を溜め込みやすいエストロゲン（女性ホルモン）が活発な20代より、30代のほうがやせやすくなります。** 30歳以上の方こそ、筋トレの効果を最大限享受できるのです。

よく、ダイエットを10代のころから行っている女性がいますが、危険ですね。やせにくい時期にダイエットをすれば、脂肪ではなく筋肉が落ちます。筋肉が落ちれば代謝が悪くなり、太りやすい体になってしまいます。努力が、悪い結果を生むとは皮肉なものです。**10代のうちは、太らないように糖質をコントロールすることが大切です。**

Yoshikawa method

24

ダイエット前と後の写真が、あなたの心に火をつけます。

まずは、ルールを決めましょう。毎日ダイエットをすると決めたら、何があってもやる。万が一できない日があったら、次の日のトレーニングをいつもの3倍やると決めましょう。毎日トレーニングをするのは大変そうだと思われるかもしれませんが、実は、週2回トレーニングするより、毎日違う部位のトレーニングを行うほうが、ラクなんです。なぜなら、「今日はやる日」「今日はやらない日」という、ONとOFFをつくらないですむからです。ONとOFFをつくれば、OFFからON、ONからOFFと切り替える必要があり、気が乗らないときにトレーニング日が来た場合、「明日やろう」と変えてしまいがちです。いっぽう、**毎日やると決めてしまえば、「やらない」という選択肢がなくなるので、今日はやめようという考えも浮かびません。**もちろん、体調が悪く、やっても効率が悪いのなら、休んで構いません。その代わり、休んだ翌日は「3倍やる」など自分が決めたルールを守りましょう。

次に、ダイエットのビフォアとして、自分の体を写真に撮っておいてください。ビキニなど、体のラインが見える格好がよいでしょう。1か月おきに撮影していけば、その変化がモチベーションアップにつながります。そして、ゴール間近になると、一番初めの体を見るたびに思うでしょう。「二度とこの体には戻らない」と。

Yoshikawa method

25

毎朝、トイレに行った後に体重を量りましょう。

今、あなたの体重は何キロですか？　意外と答えられない方が多いのではないでしょうか。記憶が曖昧《あいまい》なのをいいことに、若いころの標準体重を、現在の体重だと思い込んでいませんか？　**まずは、体重計に乗って、現実を直視してください。体重を量るということは、今の自分と向き合うことです。**そのため、体重を量るのをやめると、自分に対してどんどんルーズになってしまいます。自分と向き合う時間を設けるためにも、毎朝同じ時間に体重を量りましょう。

オススメは、朝、トイレに行った後です。夜量ると、体重が増えていることもあるので、計測するのは、一番条件の整っている朝がベスト。マチマチな時間に量って、上がった下がったと、一喜一憂するのは不毛。体重なんて株価と一緒で、１日の中で見れば、その都度、変動していて当たり前です。しかし、ここで気を付けなくてはいけないのは、ダイエットは決して算数ではないということ。たとえば、「昨日５００キロカロリー控えたから、その分、今日は＋５００キロカロリー摂っても大丈夫」とは、なりません。ダイエット期間中は、カロリーを抑えて、ダイエットをしているということを体に覚え込まさなければならないのです。頭がいい人ほど、陥りやすい間違いなので、気を付けましょう。

Yoshikawa method

26

「本当にやせられるだろうか……」不安に思う人ほど、成功しやすい。

吉川メソッドの門をたたく人たちは、いわばダイエットの達人です。達人と言っても、あらゆるダイエットを経験し、失敗してきた方たちです。そのため、「成功率１００％を自分が台無しにしてしまうのでは」と、不安に思う方も多いようです。しかし、意外なことに、続けられるか不安な人ほど成功しやすいのです。なぜなら、不安な分、私の言うことをしっかり聞いて守ってくれるからです。反対に難しいのが、自分はできる、と自信を持っている方です。私の言うことを聞かず、自分自身の判断で、その場を乗り切ろうとします。以前、ある女性を指導した際、体重がなかなか減らず、不思議に思っていました。何を食べたか、食事の報告もしてもらうのですが、どう考えても腑《ふ》に落ちません。そこで、「食べたものをすべて、報告していますか？」と聞いたところ、「食べてはいけないものは怒られるから書いていません」とのこと。これでは、食事報告の意味がありません。正しいアドバイスができず、結果も出にくくなります。いっぽう、できるかどうか不安な人は、マジメな人が多いです。不安で、些《さ》細《さい》なことも質問してくる人は、必ず成功します。**「本当にやせるのか？」と首をかしげながら、とにかく2週間続けてみてください。そうすれば、「不安」が、もっと変わりたいという「欲求」に変わり、成功という「達成感」につながるでしょう。**

Yoshikawa method

27

「ここまでやらなくてもやせられる？」

いつもそう考えるから、失敗したのです。

言葉は、体を支配します。ネガティブな言葉を発すれば、行動もネガティブになります。いっぽう、ポジティブな言葉を意識すれば、体もそれに応えてくれます。ダイエット中、つい口に出そうになるネガティブワードを、ポジティブワードや戒めの言葉に変換してご紹介するので、口から出そうになったとき、思い出してみてください。

「重い→軽い」。「無理→できる」。「キツい→効いてる」。「時間がない→時間は自分でつくれる」。「甘いものは今日が最後。ダイエットは明日から→やるときはいつも今から」。「家族で食事をするから個別にはつくれない→家族にお願いしてみよう」。「飲み会も仕事のうち→自分が飲みたいだけ。お酒の付き合いがなくなっても、仕事はなくならない」。「筋肉痛になると翌日仕事ができない→最初だけ。よっぽどでないかぎり仕事はできる。それに筋肉痛がくるということは、しっかりと筋トレができた証。喜ぶべきこと」。「激しすぎると続かない→無理は禁物なんて言っている人は何をやっても大成しない。ここががんばりどきなんだ」。「運動とは無縁だから筋トレは合わない→これまで運動してこなかった人のほうが、均整の取れた筋肉バランスなので、むしろ筋トレの効果が出やすい」。「お金がない→お金を生むわけでもない高級バッグにはお金を払えても？　自分を変えればお金は自然と入ってくる」。

Yoshikawa method

28

筋トレの女性ホルモン効果で、生理も復活する。

「筋トレをすると太くなる」と思っている方がいますが、それは間違いです。女性には、筋肉の強さや量を左右するテストステロン（男性ホルモンの一種）が、あまり分泌されません。血中濃度で比べると、男性の10分の1から20分の1程度です。ですから、どんなに筋トレに励んでも、ムキムキになることなく、メリハリのあるボディをつくれるのです。

生徒さんからは、「肌がぷるぷるになった」「髪がつややかになった」という声、さらには「生理が復活した」という話が時々寄せられます。これは、筋トレが、年齢問わず大量の成長ホルモンを分泌させることに関係しています。成長ホルモンは、別名若返りホルモンと呼ばれ、筋肉だけでなく肌も若返らせる効果があります。また、高強度の筋トレを行うと、筋肉が破壊されます。破壊されると再生するので、このとき体の中の免疫などの自然治癒力が、活発になると思われます。毎回、筋トレで破壊と再生を繰り返すことで、自然と免疫力、自然治癒力、再生力などが上がるのです。だからこそ、閉経して何年も経っているのに、生理が通常どおりくるという奇跡のようなことも起きます。生理が復活した女性は、皮膚科のお医者様から、「どうしたんですか!? 肌が15歳は若返っています！」と驚かれたそうです。もちろん、筋肉の再生には、必要な栄養素を効率的に摂るための正しい食餌《しょくじ》療法も必須です。

Yoshikawa method

29

生徒さんの最高齢は、84歳の女性。

最初に、83歳の女性が入会し、その方の変貌ぶりに驚いた84歳のお友達が入会しました。83歳の女性が入ったきっかけは、当時うちに通っていた50代後半の男性が、若返ったことにびっくりしたからです。そうして、吉川メソッドの存在を知ったこの女性は、紹介してくれとせがみましたが、その男性は、あのキツい筋トレをこの年齢の方が行ったら死ぬんじゃないかと思い、必死に話をそらそうとしたそうです。しかし、その女性は、10年以上も患っている坐骨神経痛が治ると直感し、諦めませんでした。なぜなら、いろいろなお医者さんから、「筋肉をつけなさい」と言われていたからです。そして結局、その男性は私に、「どうか殺さないように指導お願いします」とご紹介くださり、私は、「大丈夫です。ご本人のできる範囲でしかやりませんから、ご安心ください」と、引き受けました。そして、2か月経ったころには、ウソのように坐骨神経痛が改善され、**入会前は、歩くことも困難だったのが、終わったころには、広々としたショッピングモールを一人で歩ききったそうです。**そして、女性は言いました。「最近私は毎日こんな風に思うんです。〝今日も元気!!〟って。こんなこと人生で初めてです」。そんな、元気で若々しくなった、83歳の女性を見れば、お友達の84歳の方が紹介してほしいと言ってくるのは自然なことだったのかもしれません。

Yoshikawa method

30

手っ取り早くセクシー度を上げるには、腹筋をタテに割れ。

腹筋は、ヨコに割れていると男性的、タテに割れていると女性的な印象があります。タテに筋が入った腹筋は、とてもセクシーです。ところで、「腹筋を割る」という表現を使っていますが、実はそもそも、どんな人でも腹筋は割れています。腹筋が見える状態は2種類あり、ひとつは、「脂肪の層が薄いから腹筋が透けて見えている」。もうひとつは、「腹筋が鍛えられることで隆起して立体的になっている」です。前者は、男性アイドルに多いパターンです。単にやせているから、腹筋が透けて見えているだけです。毎日腹筋を５００回やっているなどと言う人もいますが、単に、５００回できるラクなやり方を見つけたにすぎません。そんな人も、吉川メソッドでは、10回もできないでしょう。

腹筋は、まずタテが割れてから、ヨコに割れます。ヨコよりタテの溝のほうが深いので、脂肪が薄くなってきたときに、タテの溝が、まず見えるからです。女性でも腹部の脂肪が極限まで落ちればヨコ割れもしますが、隆起させるのは困難です。女性は筋肉の大きさを左右するテストステロンが男性の約20分の1なので、隆起するほど成長しません。つまり、**女性は腹筋を鍛えれば、誰でもセクシーなタテ割れが手に入るのです。これは、セクシー度を上げる、意外と手っ取り早い裏ワザです。**

Yoshikawa method

31

有酸素運動はリバウンドしやすい。

ダイエットには欠かせない２つの条件があります。ひとつは、「摂取カロリーを減らす」。もうひとつは、「消費カロリーを増やす」です。摂取カロリーを減らすには、単純に食べ物のカロリーを抑えることです。消費カロリーを増やすには、運動量を増やすことです。有酸素運動もこれです。ところが、どちらもリバウンドしやすい方法なのです。摂取カロリーが減ったり、消費カロリーが増えたりすることは、体にとって危機的状況です。防衛反応として、代謝の速度をゆっくりにし、省エネモードに切り替えます。この省エネモードに切り替えるのに最も手っ取り早いのが、代謝の高い筋肉を落とすことです。体からしたら、筋肉を落とすことで、より少ないエネルギーで活動できますし、不足したエネルギー分は、筋肉を分解して補うことができます。しかし、ここに筋トレを加えたらどうでしょう。筋肉からすると、なくすどころか、次の負荷に備えるために増やさなくてはいけません。ですから、この**ハードな筋トレによって、筋肉を増やすようにシグナルを送ることで、摂取カロリーが減ったり、消費カロリーが増えたりしたとしても、そのエネルギーの不足分は残っている脂肪からまかなうようになる**わけです。その結果、代謝の高い筋肉は残り、余分な脂肪が落ち、引き締まったボディが手に入ります。

Yoshikawa method

32

30代の女性が、一番マジメでやせやすい。

うちのジムには、10代から80代まで、幅広い世代の女性が通われています。年代によって、それぞれ取り組み方に特徴があります。

20代の女性は、とにかくテレビや雑誌に出ているモデルのように見た目がキレイになりたいという方が多いです。ただ、食事を疎《おろそ》かにする年代でもあります。料理が苦手なのもありますし、健康面に心配がないこともあると思います。**30代になると、「ここで何とかしないと」と危機感が出るので、マジメにやってくれます。努力する分、一番効果が出やすい年代だと言えます。**また、この年代ぐらいから、やせるだけではなく、肌質が良くなった、体調が良くなったなど、さまざまな効果を実感される方が多いです。また、40代、50代と年齢が高くなればなるほど、肌質、髪のつやが良くなるいっぽう、肩こりや偏頭痛などがなくなることを実感していただけます。この年代の方は、ほとんどが結婚されているので、家族がいる中、家のこともやりながら、ものすごくがんばっていらっしゃいます。55歳以上になると、美より健康意識が強くなってくると思います。余談ですが、女性は本当に気に入ったものは人には紹介しないようで、うちでは、女性の紹介率が非常に少ないのです。しかし、なぜか55歳以上になると、たくさん紹介していただけます（笑）。

Yoshikawa method

33

筋肉を「鍛える」と「動かす」は違います。

通販番組などで売られているダイエット器具は、どれも、「これで、下半身だけでなく、腹筋まで鍛えることができます」などと謳《うた》っていますが、筋肉を「鍛える」と「動かす」はまったく違います。「鍛える」とは、筋肉を成長させるための行為ですから、よっぽど先天的に筋肉がつきやすい人でないかぎり、しっかりと高負荷で、限界まで筋肉を追い込んで、物理的に筋繊維に損傷を与えなくてはいけません。私は、わかりやすく説明するときに筋繊維を「破壊」、または「ちぎる」と表現しますが、医学的観点から言えば、「破壊」や「ちぎる」は、筋断裂になるので、これはまた意味合いが違ってきます。筋断裂は元に戻らないので、ケガですね。私が言う筋破壊とは、筋繊維に微少な損傷を与えるほどのハードなトレーニングを行うことです。そこまですれば、損傷された筋肉が再生されるときに、以前より強い筋肉がつくられます。進化論から見ても、生物は、死に近い局面にさらされればさらされるほど、大きな進化を果たします。筋肉も同じで、筋繊維に死に近い局面までの負荷を与えなければ、何も変わりません。ですから、**ジムに週に3回も通って数年になる人が、まったく体型が変わらないのは、「やっているつもりトレーニング」に陥っており、筋肉を動かしにジムに行っているだけだからです。**

PART 2

次に変身するのは、あなた。

Yoshikawa method

34

筋トレ効果を最大限にする原則があります。

さぁ、いよいよ、あなたの出番です。次に変身するのは、あなたです。それを叶えるために、「2週間筋トレメニュー」を考えました。まずは2週間、私の言うとおりに、筋トレを行ってください。さて、詳しい内容をご紹介する前に、「最重要トレーニング原則」について、お話ししておきます。これは、ジムの生徒さんにも最初にお伝えする、筋トレの効果を最大限高めるための原則です。

◎以下の項目をひとつでも守れなければ、効果は望めません。

1, フォームを崩してまで無理矢理続けない。

2, 鍛えている対象筋を常に意識して
正確に筋肉をコントロールするように行う。

3, 回数をこなそうとせず、
１回目から全力で丁寧なフォームで行う。

4, 筋肉は限界を超えなければ成長はあり得ない。限界からさらに３回、動く範囲で行う。ラスト３回ですべてが決まるので、最も丁寧に集中して行う。

5, 高重量を何回上げるかではなく、
筋肉に負荷を効かせることが大事。

6, トレーニング中は目をつむらない。
鏡に映る自分のフォームを見る。

7, 力がいる局面では息を吐かない。
ただし、血圧が高い、頭痛がする方は、
呼吸をしながら行う。

8, トレーニング中に「重い」「無理」などのネガティブな言葉を使わず、「軽い」「できる！」という言葉を使う。

9, 一瞬でも重いと思っては絶対に力を出しきれないので、自分にはできる、絶対に上げられると信じてトレーニングを行う。

吉川メソッド2週間トレーニング

1週間のプログラムをつくりました。これを基本にし、ループしていただきます。腹筋は、1日おきになるように。7日で1周なので、1回だけ中2日になります。今回は、ダイエット、特に脂肪燃焼を重視したいので、下半身強化を2日に分けています。

Program

＊回数は、全メニュー**10～15回×3セット**（左右ある場合は各3セット）

1st day　8th day

脚	**ダンベル・ランジ**（片方ずつ）	p81

2nd day　9th day

背中	**ダンベル・ベント・オーバー・ロー**	p82
腹筋	**クランチ＋リバースクランチ**	p83, p84, p85

3rd day　10th day

肩	**ダンベル・サイドレイズ**	p86
肩	**ダンベル・リアレイズ**	p87

4th day　11th day

僧帽筋	**ダンベル・シュラッグ**	p88
腹筋	**クランチ＋リバースクランチ**	p83, p84, p85

5th day　12th day

ふくらはぎ	**カーフ・レイズ**（片方ずつ）	p89
脚	**スクワット**	p90, p91

6th day　13th day

胸	**プッシュ・アップ**	p92, p93
腹筋	**クランチ＋リバースクランチ**	p83, p84, p85

7th day　14th day

二の腕	**ダンベル・ワンハンド・フレンチプレス**（片方ずつ）	p94

ダンベル・ランジ

効果 下半身全体の引き締め＆ヒップアップ

1 ［基本姿勢］

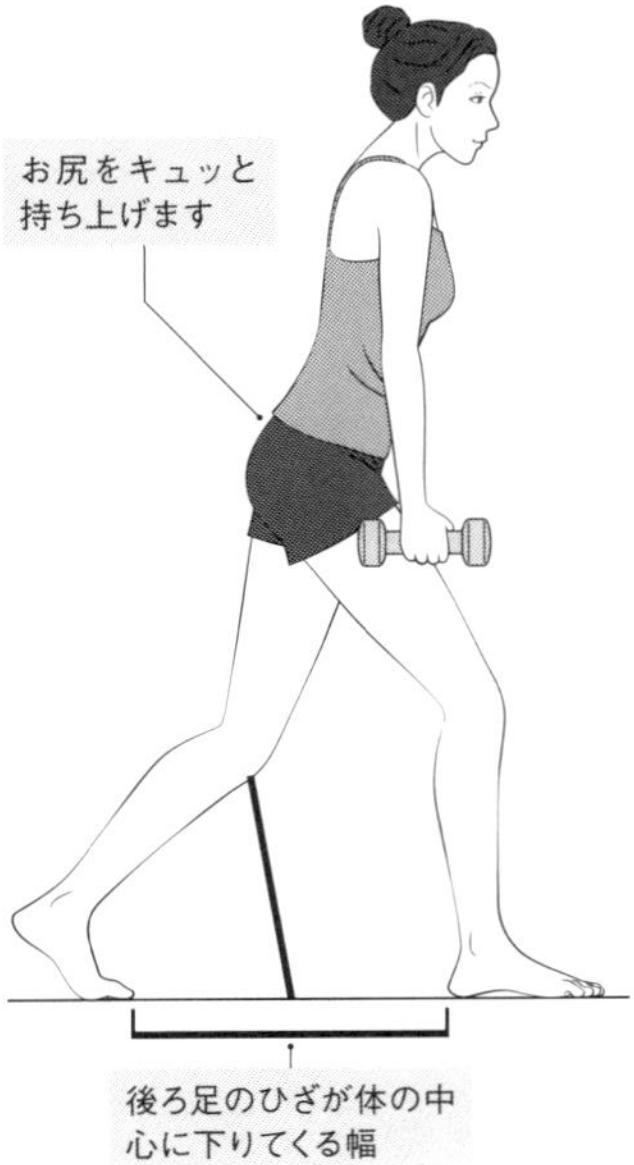
お尻をキュッと
持ち上げます
後ろ足のひざが体の中
心に下りてくる幅

ダンベルを両手に持ち、前足に重心をかけ、つま先はまっすぐにして立ちます。後ろ足はかかとを上げます。

2

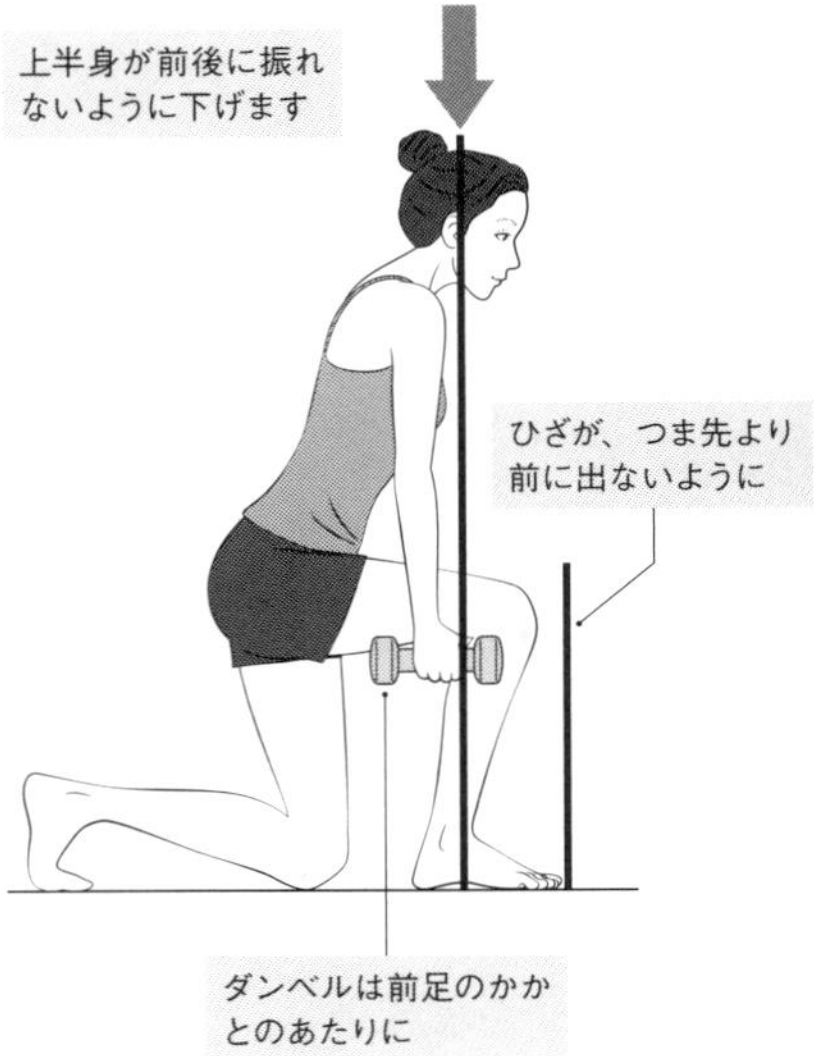
上半身が前後に振れ
ないように下げます
ひざが、つま先より
前に出ないように
ダンベルは前足のかか
とのあたりに

上半身がブレないように、ゆっくり上半身を下ろしていきます。体の中心線に後ろ足のひざが着地するようにしましょう。前足のかかとを意識しながら、同じ軌道で上半身を持ち上げます。

2nd day 9th day　背中

ダンベル・ベント・オーバー・ロー

効果 背中がスッキリし、姿勢も良くなる

1 [基本姿勢]

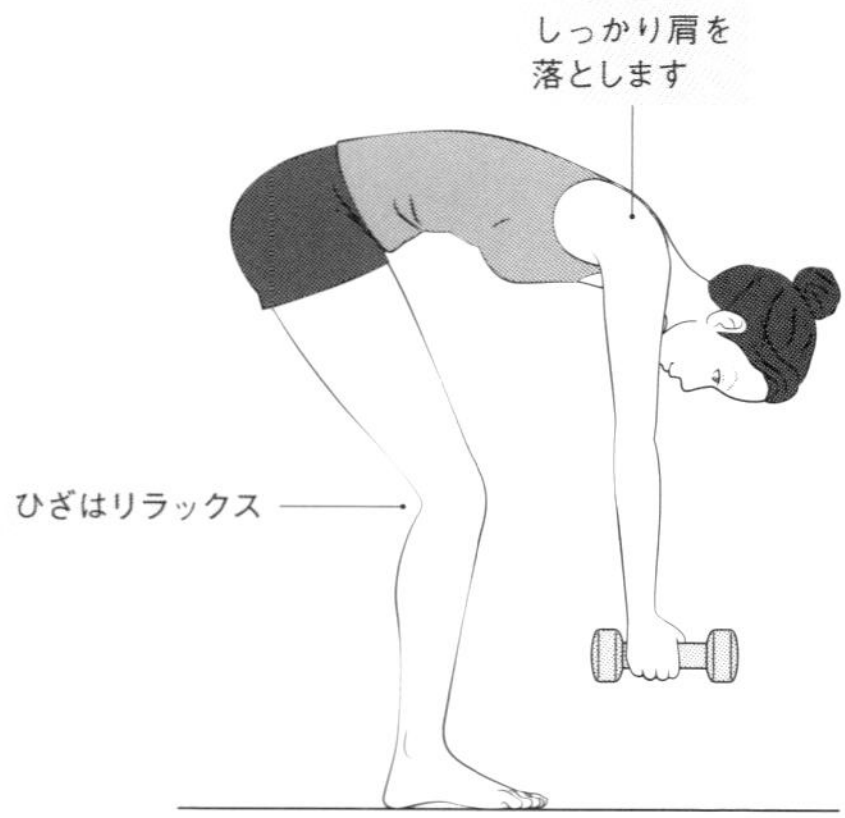

しっかり肩を
落とします
ひざはリラックス

足幅は肩幅よりやや狭く、平行に開いて立ちます。床に置いたダンベルを、前屈しながら手に取り、わずかに床から浮かせた位置がスタートポジション。

2

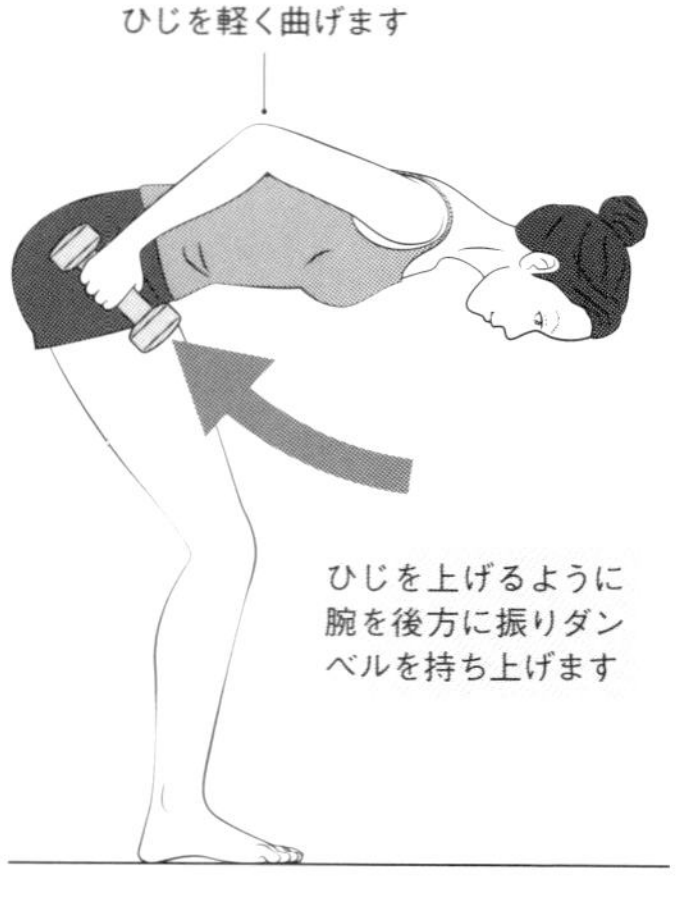

ひじを軽く曲げます
ひじを上げるように
腕を後方に振りダン
ベルを持ち上げます

しっかり肩を落として、背中の筋肉が伸びているのを意識しながら、ダンベルを持ち上げます。上に上げるのではなく、ひじを突き上げるようなつもりで、弧を描きながら持ち、上げ下げしましょう。上げたときに広背筋が収縮されているか確認します。

クランチ

効果 お腹をひっこめる

1 ［基本姿勢］

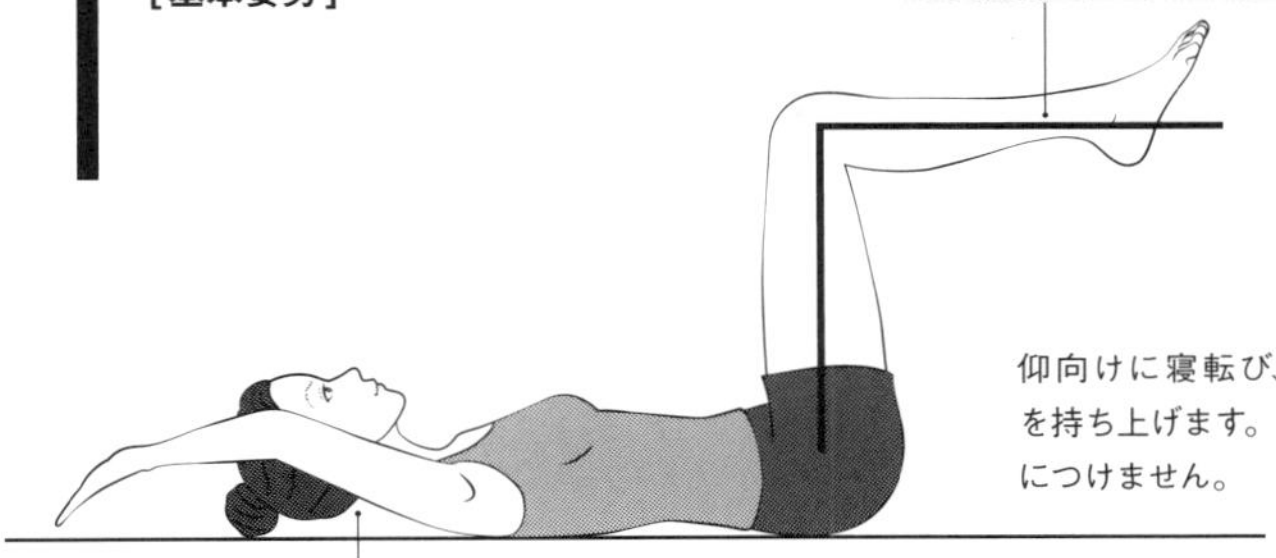
90度くらい。これ以上、ひざを上体にもってこないように
頭と肩を床につけず、わずかに浮かせた状態がスタートポジション

仰向けに寝転び、両脚を持ち上げます。頭は床につけません。

2

脚の位置を固定した状態で手を振り、その反動を利用して上半身を持ち上げます

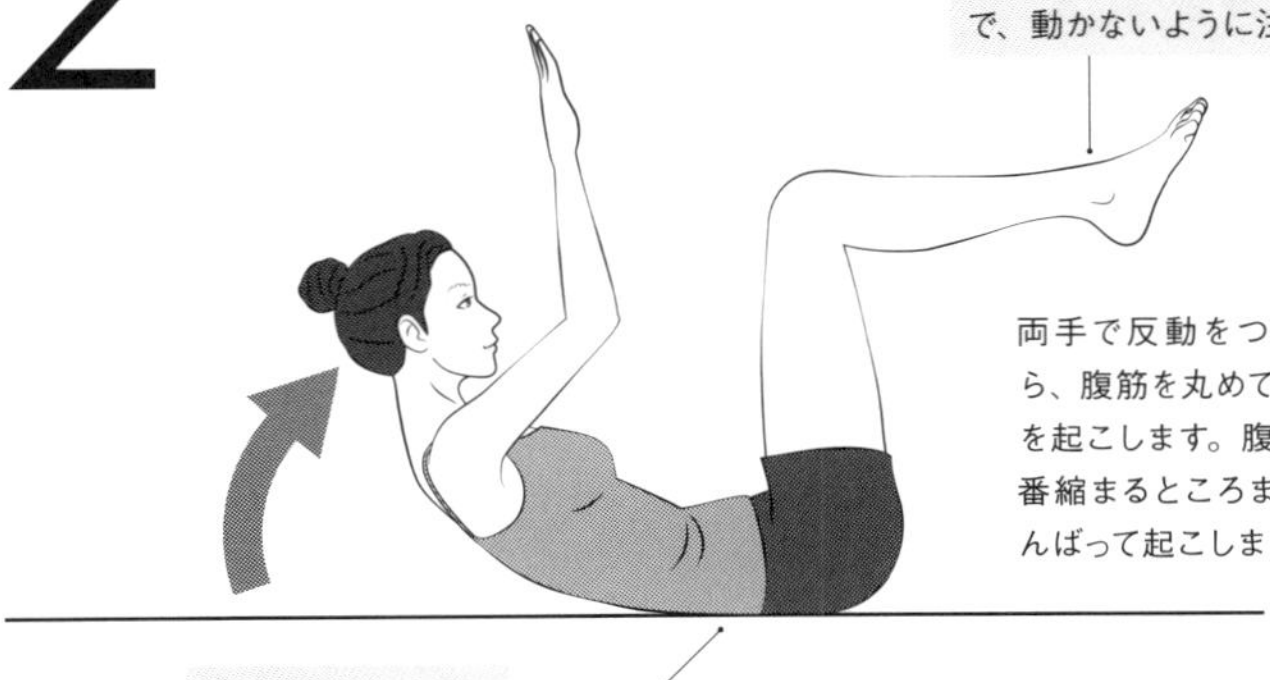
下半身はこの位置をキープ。上半身を起こした勢いで、動かないように注意
腰が浮かないように

両手で反動をつけながら、腹筋を丸めて上半身を起こします。腹筋が一番縮まるところまで、がんばって起こしましょう。

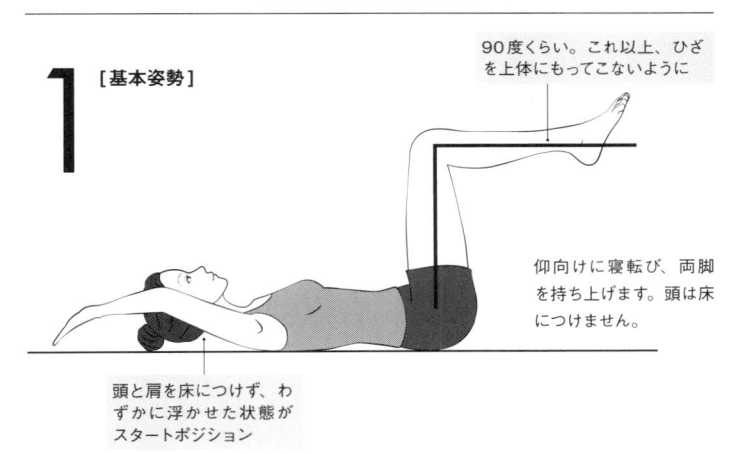

2

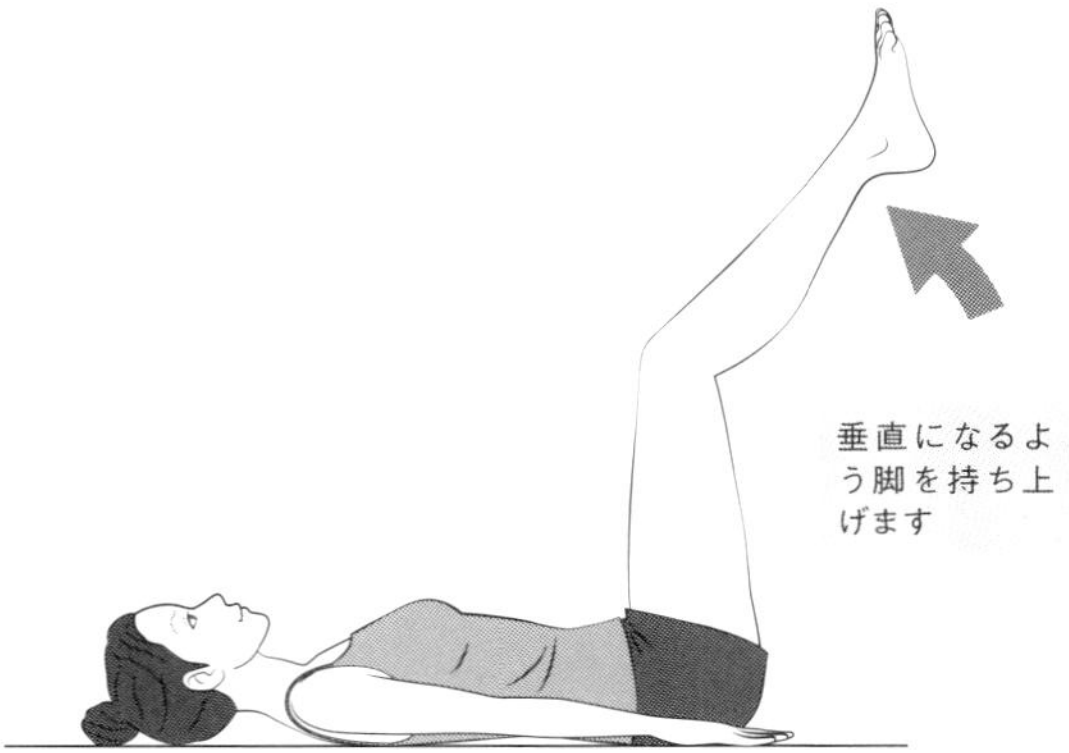
垂直になるよう脚を持ち上げます

3

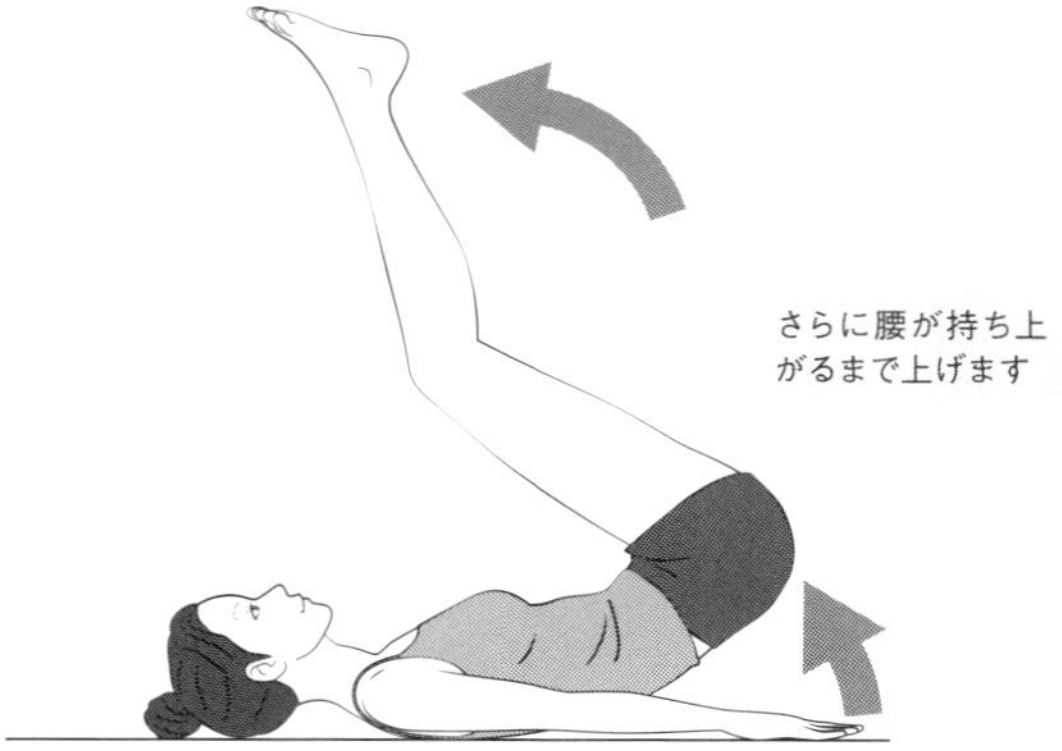
さらに腰が持ち上がるまで上げます

両手で床を押しながら、脚を垂直に持ち上げ、そこからさらに腰を持ち上げ、脚を上げます。
脚を下ろす際も力を抜かず、腹筋を意識しながらゆっくり上げ下げしましょう。

2nd day　4th day　6th day　9th day　11th day　13th day　　腹筋

リバースクランチ

効果 くびれをつくる

1 ［基本姿勢］

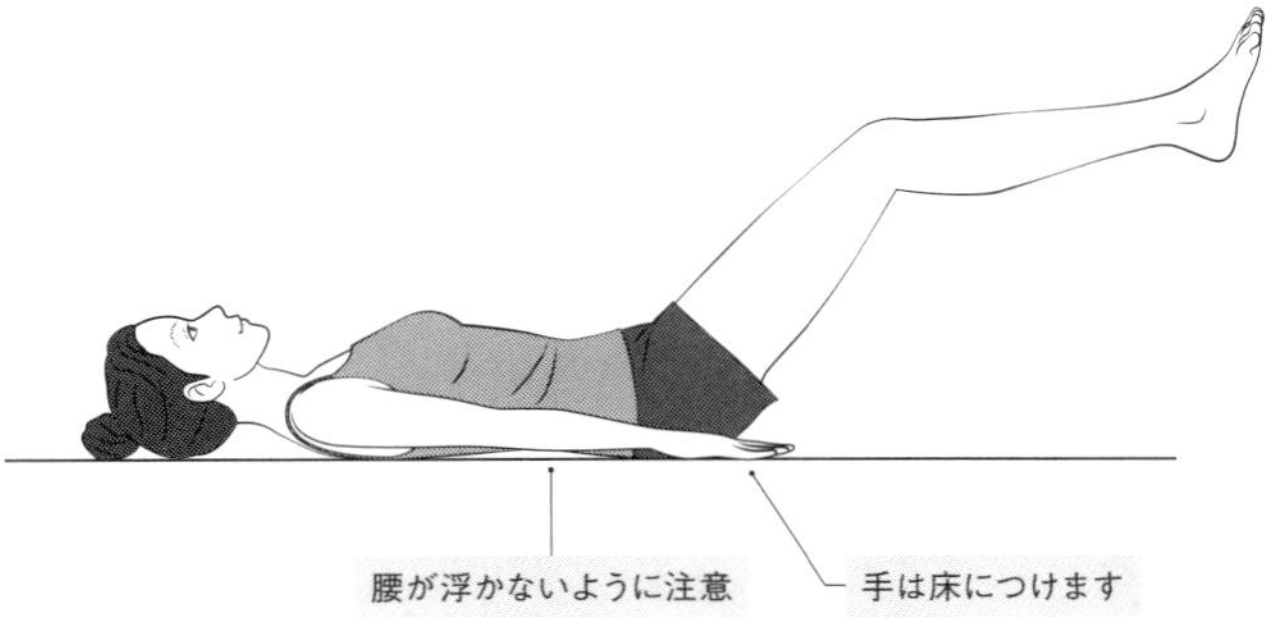

仰向けになり、両手の平を床につけます。両脚を持ち上げ、つま先は天井を向けましょう。

3rd day　10th day　　肩

ダンベル・サイドレイズ

効果　ノースリーブが似合うキレイな肩のラインをつくる

1 ［基本姿勢］

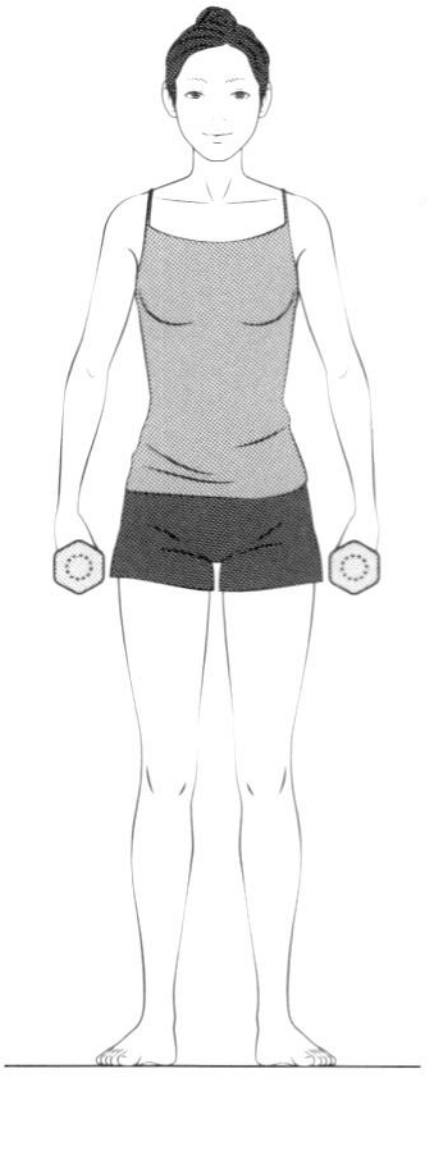

脚を肩幅よりやや狭くして立ち、両手にダンベルを持ちます。肩を落とし、姿勢はまっすぐ。

2

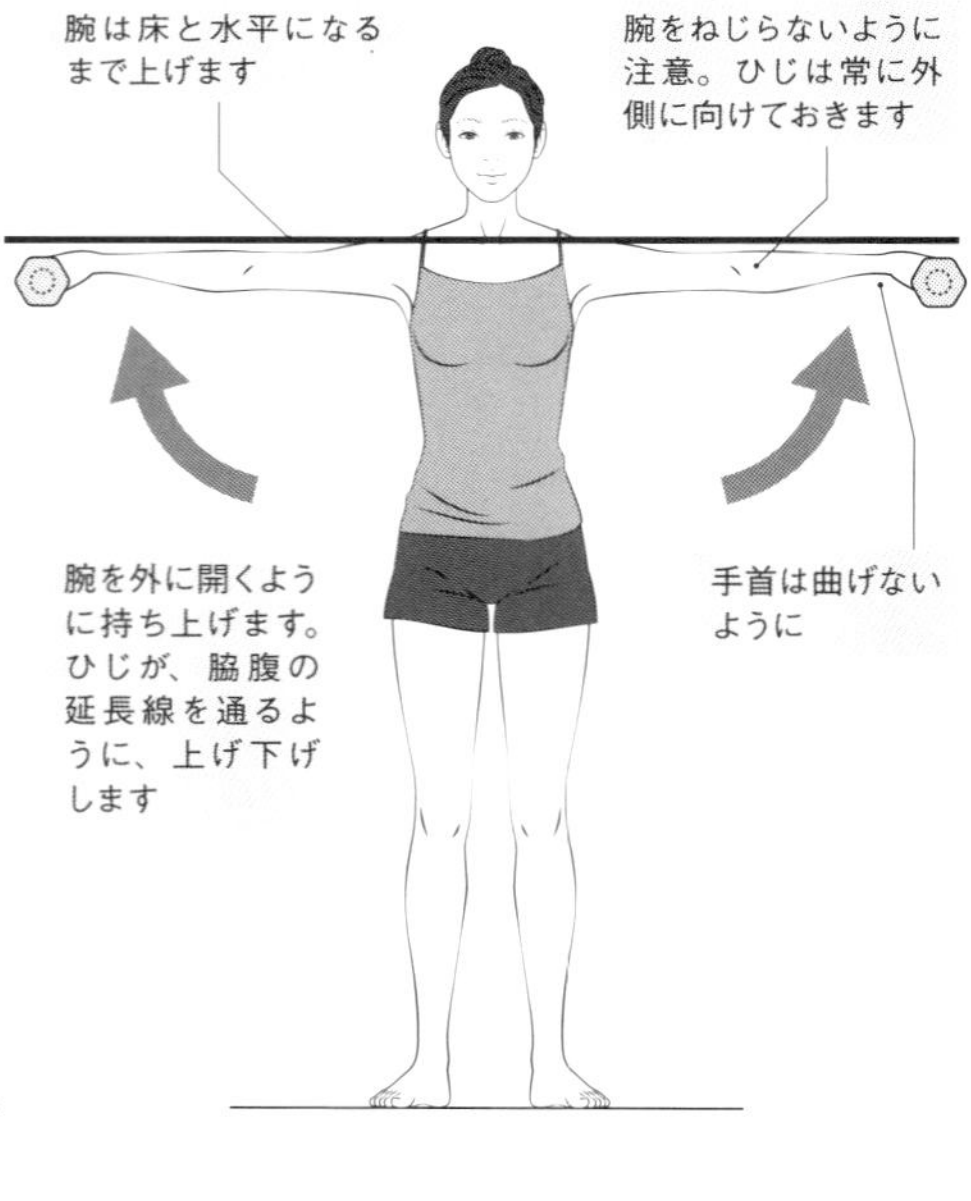
腕は床と水平になるまで上げます
腕をねじらないように注意。ひじは常に外側に向けておきます
腕を外に開くように持ち上げます。ひじが、脇腹の延長線を通るように、上げ下げします
手首は曲げないように

両腕を床と水平の位置まで持ち上げ、その位置で1，2秒ほど静止。下ろす際も、重力に逆らうように、ゆっくり下ろしましょう。

ダンベル・リアレイズ

効果 肩の後ろがスッキリとキレイに

1 [基本姿勢]

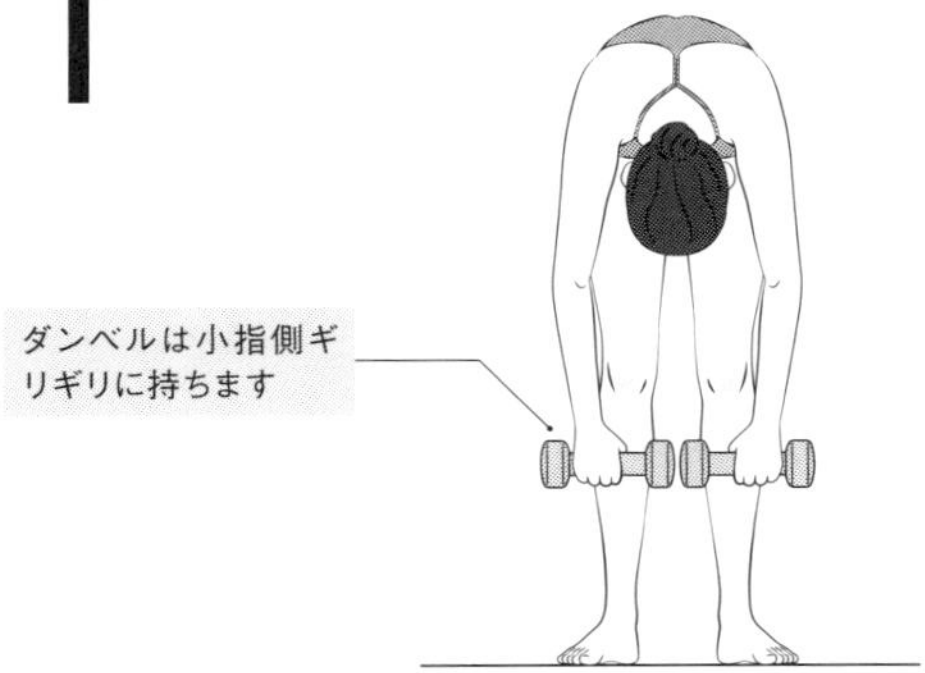
ダンベルは小指側ギリギリに持ちます

脚を肩幅よりやや狭くして立ち、床のダンベルを持ち上げます。

2

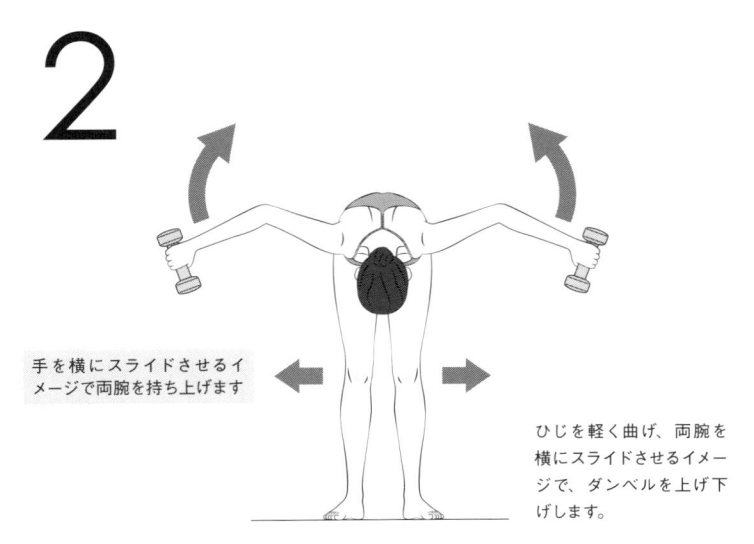

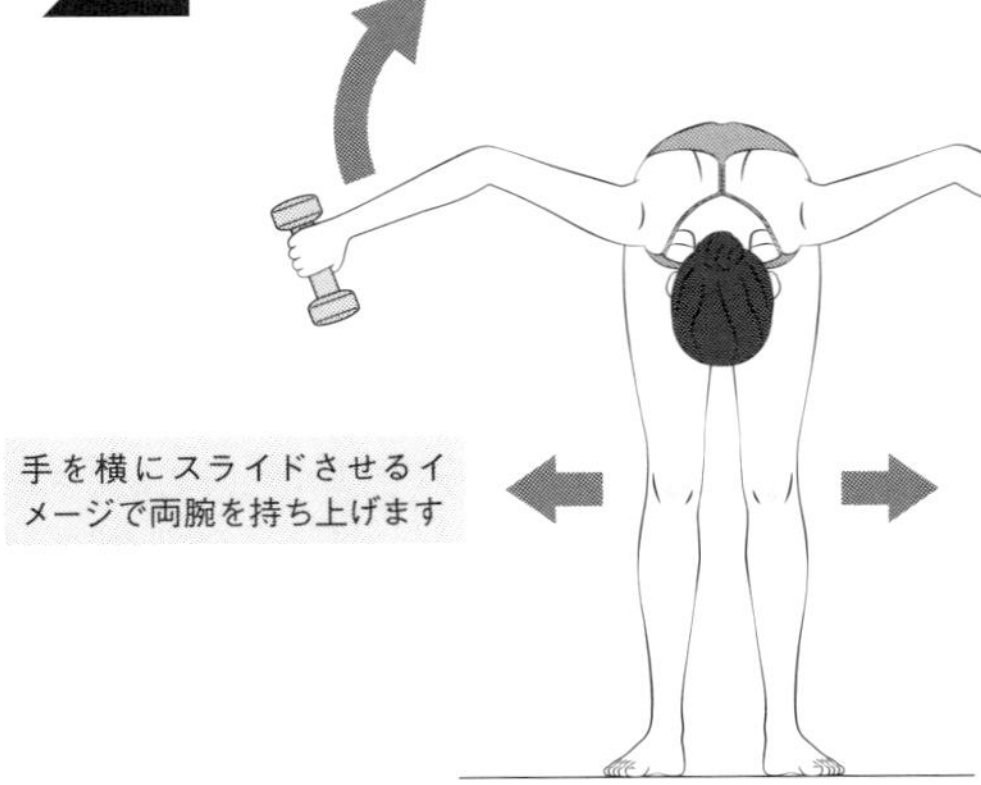
手を横にスライドさせるイメージで両腕を持ち上げます

ひじを軽く曲げ、両腕を横にスライドさせるイメージで、ダンベルを上げ下げします。

ダンベル・シュラッグ

効果 肩コリ改善

1 ［基本姿勢］

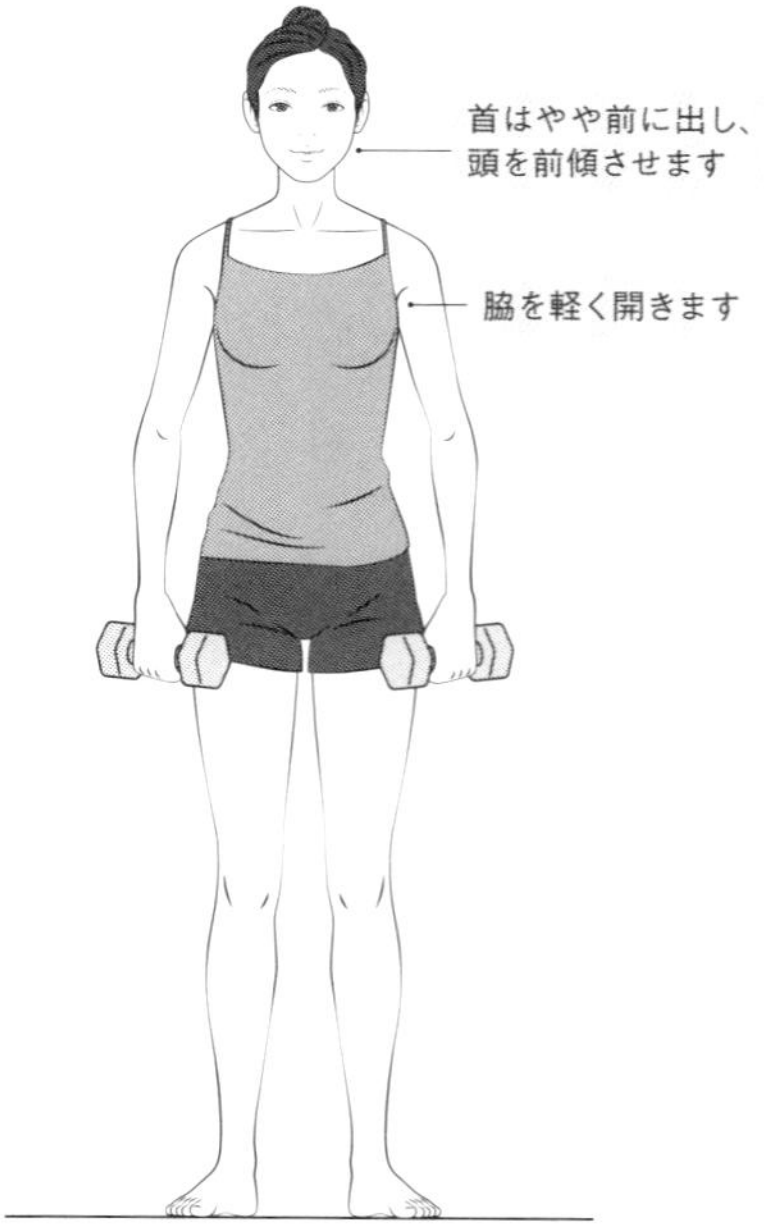
首はやや前に出し、
頭を前傾させます
脇を軽く開きます

脚を肩幅よりやや狭くして立ち、ダンベルを両手に持ちます。両腕は、体の真横ではなく、やや前にくるようにしてください。

2

腕ではなく、両肩を上げダンベルを持ち上げます

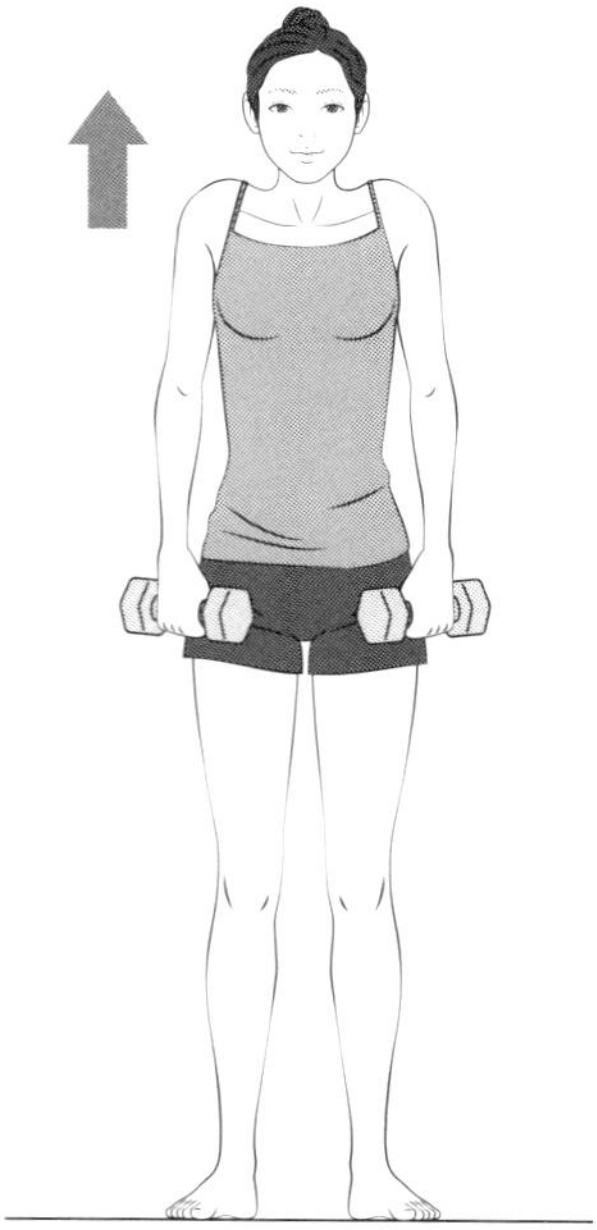

そのまま、肩をぐ〜っと真上に上げます。腕でダンベルを持ち上げないように注意し、上がりきったところで、1，2秒静止します。

カーフ・レイズ

効果 ふくらはぎ&足首引き締め

1 [基本姿勢]

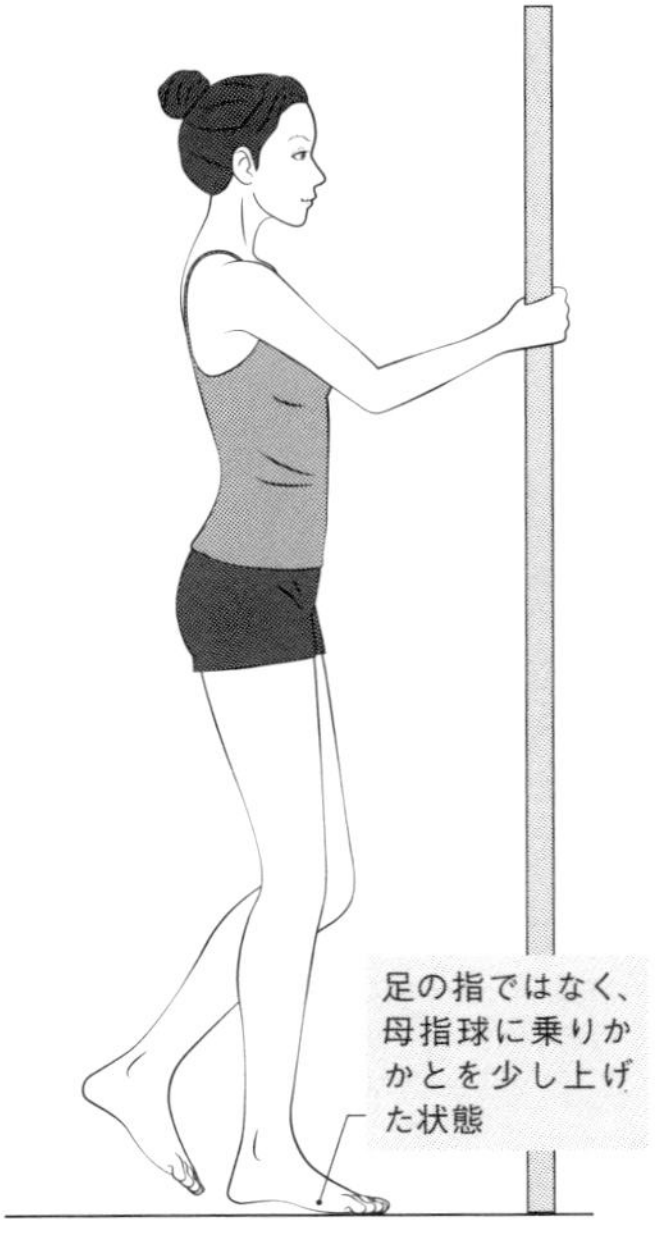
足の指ではなく、
母指球に乗りか
かとを少し上げ
た状態

壁や家具など、支えになるものをつかみながら、片足立ちになります。親指のつけ根の下のふくらみ部分である母指球に重心をかけ、かかとを浮かせましょう。

2

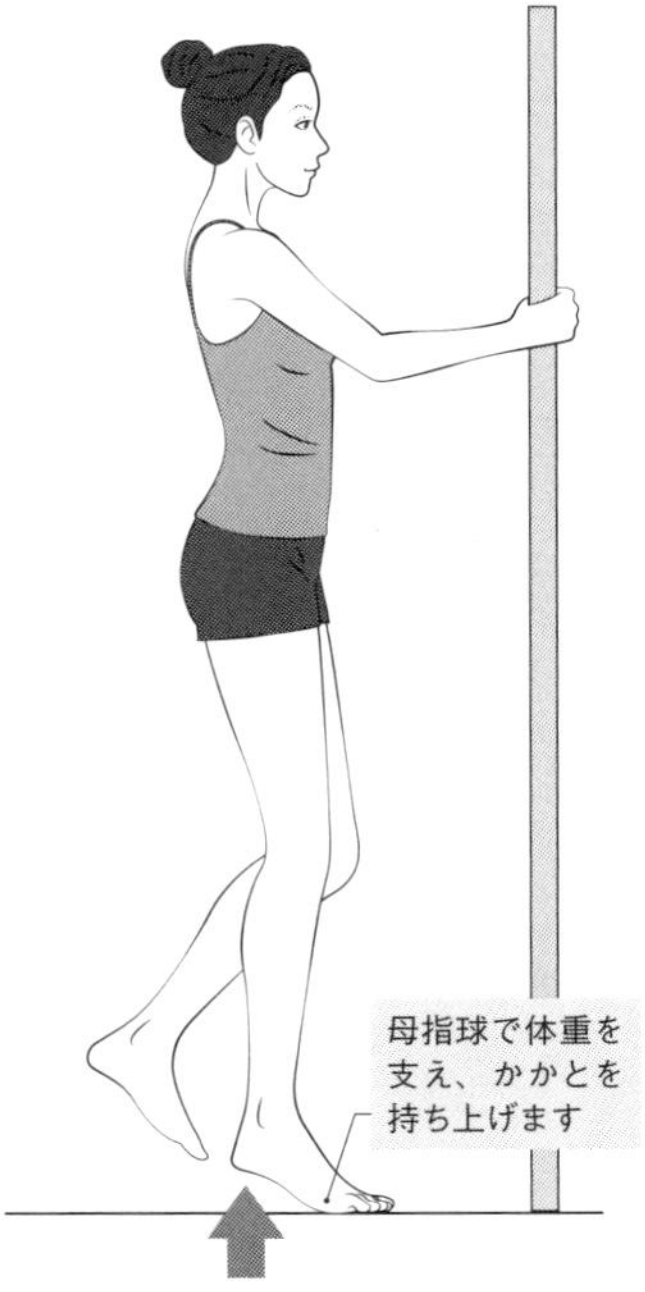
母指球で体重を
支え、かかとを
持ち上げます

母指球で体重を支え、かかとを上げ下げします。上がりきって、ふくらはぎが収縮しきったところで、1，2秒静止し、ゆっくり下ろします。

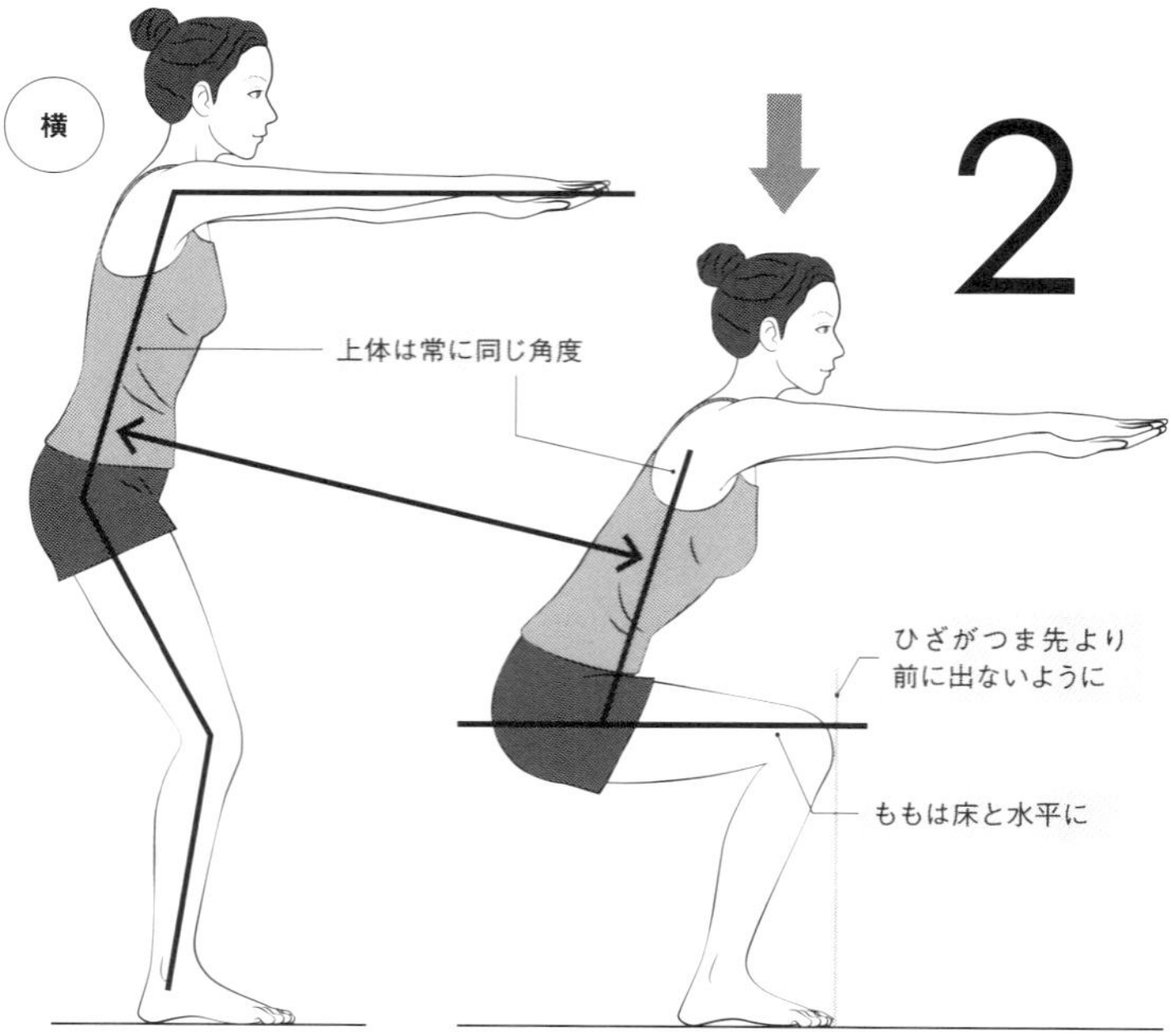
横
2
上体は常に同じ角度
ひざがつま先より
前に出ないように
ももは床と水平に

見えない椅子に腰掛けるようなつもりで、ももが床と水平になる位置まで、お尻を落としていきます。そこで1，2秒静止し、太もも全体に負荷がかかったことを意識します。戻る際も、同じ軌道を描くように、上半身の姿勢を維持しながら、ゆっくりと脚を伸ばします。

スクワット

効果 上半身全体をまんべんなく鍛え、代謝アップ

1 [基本姿勢]

正面
腕を前に伸ばしておくと、バランスが取りやすくなります

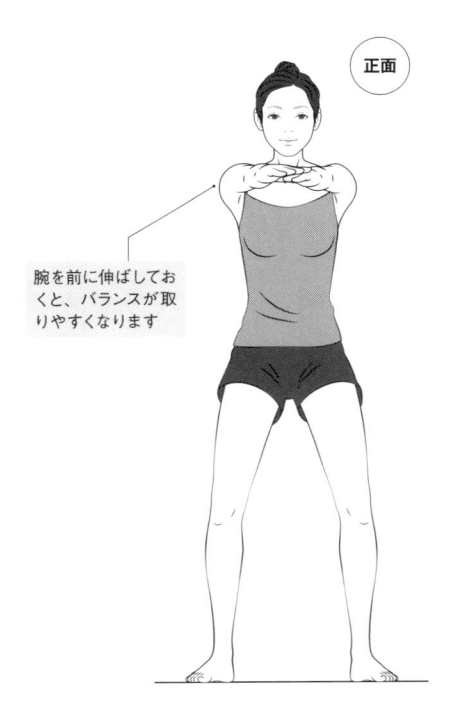

脚を肩幅より大きく広く取り、つま先を軽く外側に向けて立ちます。両腕を前にまっすぐ伸ばし、手を組みましょう。お尻は後ろに引き、上半身はやや前傾させます。

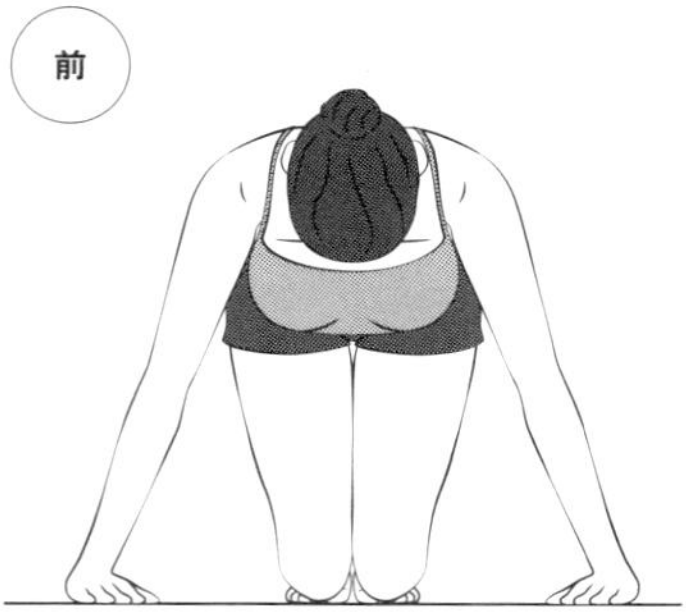

2

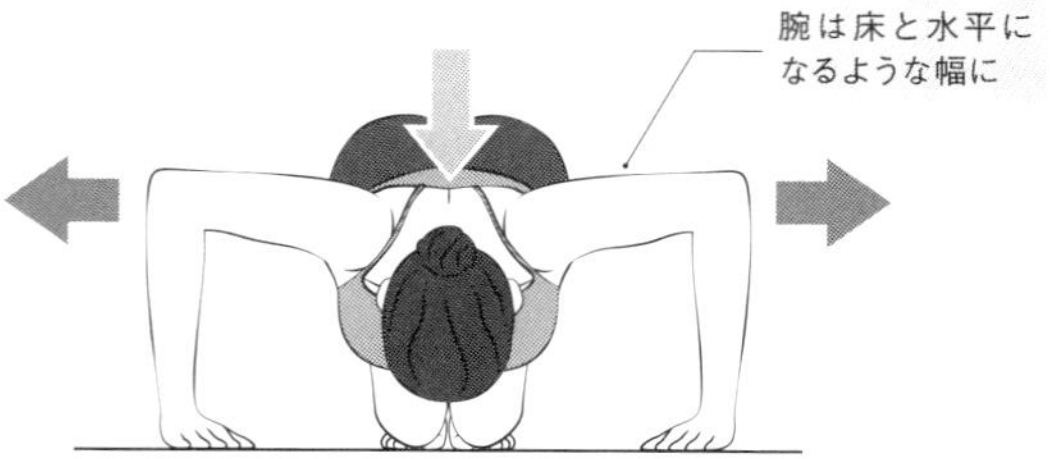

顔は下に向けたまま、床につくギリギリまで、ひじを曲げます。ひじを伸ばす際は、必ず真上に上半身を持ち上げます。

6th day **13th day** 胸

プッシュ・アップ

効果 バストアップ

1 [基本姿勢]

横

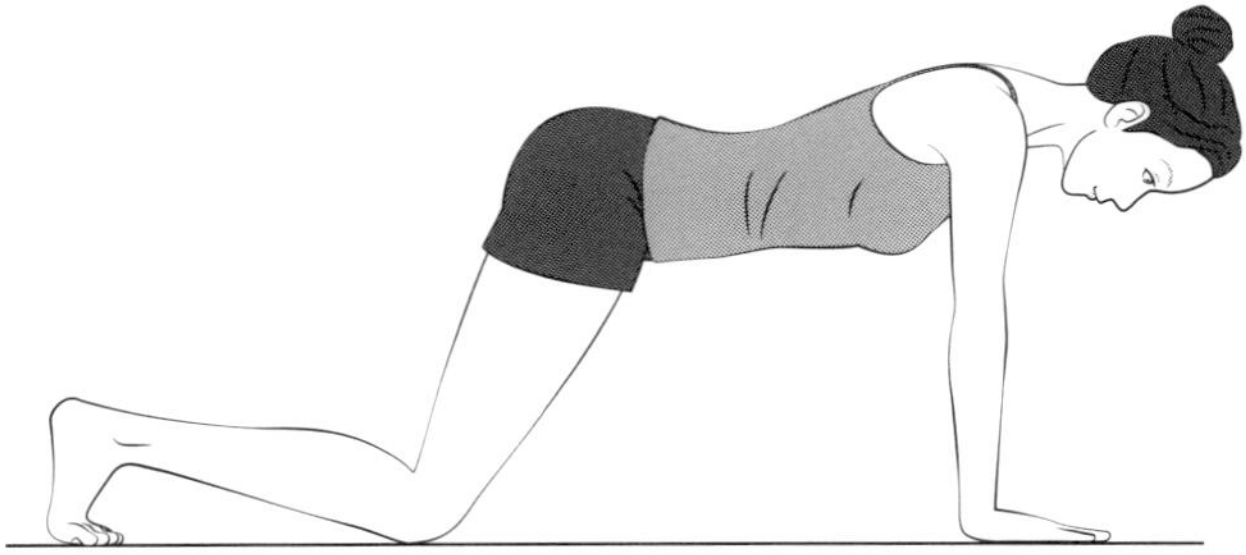

四つんばいになり、両手を肩幅よりやや広めに開きます。手はハの字にして、ひじが外側を向くようにします。ひざをつく位置が前にいくほど簡単になり、後ろにいくほど難易度が上がります。両手の幅は広いほうが効果的。

7thday 14thday

二の腕

ダンベル・ワンハンド・フレンチプレス

効果 二の腕の引き締め

1 [基本姿勢]

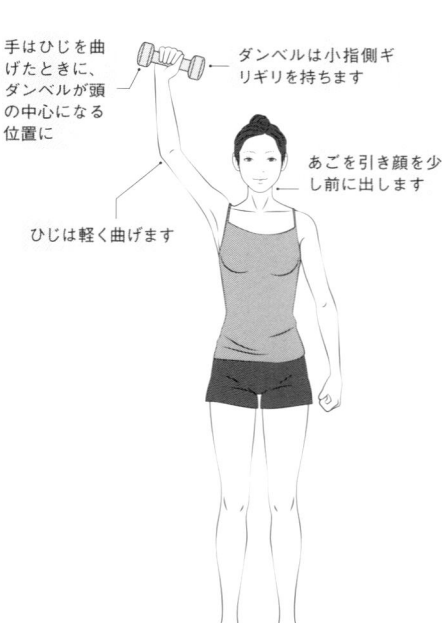

手はひじを曲げたときに、ダンベルが頭の中心になる位置に
ダンベルは小指側ギリギリを持ちます
あごを引き顔を少し前に出します
ひじは軽く曲げます

脚を肩幅よりやや狭くして立ちます。片手にダンベルを持ち、小指側のダンベル面を天井に向けるように意識します。

2

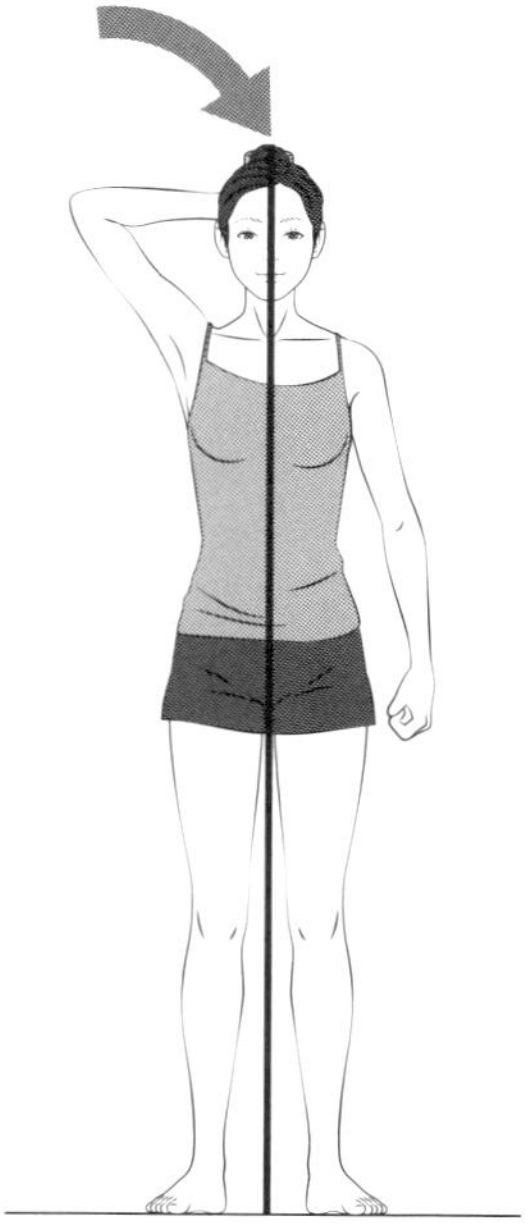

ダンベルが体の中心を通るように、ひじを曲げます。脇腹の筋肉をしっかり伸ばしましょう。上げるときも、上半身がブレないように固定して、真上に突き上げます。反対の腕も同様に。

Yoshikawa method

35

毎日、同じ部位の筋トレは行わない。

「吉川メソッド2週間トレーニング」では、7日間のメニューを、ループしていただきます。今回は、特に下半身強化を重視した内容にしています。下半身太りというのは、多くの女性に共通した悩みです。脂肪も燃焼しやすいので、とにかく2週間続ければ、効果を実感できるはずです。

7日間プログラムを見ればわかるように、同じ部位は2日続けて行いません。もっと正確に言うなら、毎日同じ部位の筋トレはできないはずです。限界を突破するような、本当に効く筋トレを行っていたら、鍛えた部位が疲労していてできません。例外として、腹筋は回復が早いので、筋肉痛が残っていなければ、毎日でも構いません。基本的に、筋肉が破壊されたら、回復するのに48〜72時間は必要です。最初のうちは、筋肉痛を感じ、回復に時間がかかるかもしれません。中2日で回復しない場合は、しっかり回復するまで、休むようにしましょう。**風邪を引いていたり、体が重かったり、集中できなかったりする場合は、思いきって休んでください。**調子が悪いときに行っても、筋肉を限界まで鍛えることができないので、効果はほとんどなく、時間の無駄です。**筋肉は、休んでいるときにつくられます。**筋トレで破壊・分解された筋組織が合成されていくのは、休んでいるときなのです。

Yoshikawa method

36

「やっているつもりトレーニング」では、フォームが崩れて効果が出ません。

昔、ジムに通っていたころ、不思議に思っていることがありました。「腕立て伏せ50回」「腹筋１００回」など、インストラクターが、数字の目標をクリアすればよしとしていることです。**目標回数をクリアするのは気持ちがいいので、誰もがこの罠にハマってしまいます。**

もちろん、正しいフォームで回数や重量が増えるのは望ましいことですが、フォームを崩してまで増やすのは本末転倒です。そのようなジムには、何年通っても効果を望むことはできないでしょう。「何年もジムに通っているのに、全然やせない」と思っている方がいたら、「やっているつもりトレーニング」に陥っている可能性が非常に高いです。

大切なのは、フォームを決して崩さないこと。目標回数に気をとられると、回数をこなすことが目標になってしまうので、フォームが崩れがちです。**しっかり対象筋を意識して、1回1回丁寧にトレーニングを行ってください。**対象筋だけじゃなく、他の筋肉を使っているなと思ったら、重量を少し軽くしてでも、正しいフォーム（対象筋だけがキツいと感じるフォーム）にすることを優先します。重量や回数を増やすのは、あくまでも正しいフォームの上で成り立つ話です。

Yoshikawa method

37

筋肉の負荷をゼロにしない。

吉川メソッドでは、トレーニング中、筋肉に負荷を与え続けます。たとえば、ダンベルを持って頭上に腕を上げる場合、ひじをまっすぐ伸ばしきるのはNGです。まっすぐ伸ばした状態だと、関節や肩で負荷を受け止めていることになり、対象筋がゆるんでしまいます。しかし、わずかにひじを曲げれば、二の腕の「上腕三頭筋」を使うことができます。ひじを少しでも曲げていると、5%くらいは筋肉に負荷がかかります。同様に、ふくらはぎの筋トレでは、かかとを数ミリ上げ、脇腹の筋トレでは、太ももを少し浮かせるようにします。この、5%でも負荷がかかっている状態が、筋トレのフィニッシュポジションであり、スタートポジションなのです。ただし、誤解しないでいただきたいのは、筋肉を伸ばしきるのが悪いと言っているわけではありません。伸ばしきるのは、その対象筋が最大ストレッチした位置なので、大事です。関節で負荷を受け止め、対象筋に効かなくなるのが問題なのです。

　このように、**ミリ単位でフォームを調整するだけで、負荷は格段に上がり、効果も高まります。**しっかりと対象筋に効かせられているか、関節や腱に負荷が逃げていないかを常に意識してください。**鏡で自分のフォームをしっかりチェックしながら、行いましょう。**一度行うだけで、今までの筋トレとは、まったく違うということがわかるはずです。

Yoshikawa method

38

心の限界の先に、
肉体の限界があります。

人間の精神的限界レベルは、真の肉体的限界レベルの遙か下です。自分ではもう限界と思っていても、肉体はまだまだいけるものです。筋トレの真の目的は、筋破壊です。このことをしっかりと意識し、自分の精神的限界を肉体的限界レベルまで上げなくてはいけません。たとえ腹筋を50回できるようになったとしても、それは、50回できるラクなフォームを見つけたにすぎません。**筋トレは、目標回数をクリアする安易な達成感を得るために行うわけではありません。限界からさらに3回、そこにこそ、筋トレの意義が凝縮している**のです。

筋トレは、いわば筋肉を破壊して再生させようとする自分と、筋肉を破壊させまいとする人体の防衛本能との闘いです。ラスト3回で、筋肉を破壊することで、筋肉は再生・成長します。そうやって自分を追い込むと、これまで眠っていた機能が目覚め、活性化してきます。早起きになるのも、そのうちのひとつです。人は、太陽の光を浴びたら起きるのが本来の姿なので、「7~8時間寝なさい」という通説が、正しいわけではありません。どうぞ、**朝の時間に筋トレを行ってください。朝体を動かすことは、頭が目覚めるだけではなく、代謝も高まります**。そして、朝早く起きて時間をつくれば、他の予定でトレーニングができなくなることを避けられます。正しい生活習慣で、心もポジティブに変わっていくでしょう。

Yoshikawa method

39

自分の限界を決めない。

筋トレの1セットは、女性なら10~15回が目安です。1セット終わったら、1分間休憩し、3セット行ってください。最初のうちは、1セット1セットのクオリティが低いので、少ないセット数で限界まで達することは困難です。神経系の発達や、フォームの練習もかねて、セット数は多めにするといいでしょう。しかし、本来、目標回数を設けることは、よしとしていません。なぜなら、本当はがんばれば17回できるのに、15回が目標だからと言ってやめてしまったら、真の効果は得られないからです。ただし、20回、30回となっても効果的ではないので、15回以上上がるようなら、重さを増やしたり、ゆっくりした動作で行ったりして、負荷を高めてください。**「もう無理!」と感じたときから、さらに3回チャレンジするのが、筋肉を効果的に鍛えるポイント**です。

生徒さんの中には、何とか早く「ラスト3回」と言ってもらおうと、限界の演技をする人もいます。しかし、私はこれには騙されません。なぜなら、私は生徒さんの表情や言葉でラスト3回を決めているわけではないからです。**本当に限界に達したとき、動きはぜんまい仕掛けのようになります。**徐々に可動域が狭まり、ついには動かなくなるイメージです。「まだできる!」、そう念じながら、限界を突破してください。

Yoshikawa method

40

筋トレ効果を高める4つの魔法の言葉。

ラスト3回などの大事な局面では、ネガティブな言動は厳禁です。具体的には、〝ネガティブな言葉を使わない〟〝目をつむらない〟〝力のいる局面で息を吐かない〟〝一瞬でも無理と思わない〟です。目をつむることは、その行為自体が、逃避行動だからです。「早く終わってほしい」「何とか回数をやりこなそう」という思いの表れであり、力を出しきれません。また、正しいフォームで行うためには、鏡に映る自分の姿をチェックする必要がありますが、目をつむっていてはできません。そのため、フォームが崩れるので、効果も薄まり、最悪の場合ケガをしてしまいます。〝力のいる局面で息を吐かない〟は、ジムが指導する「息を吐きながら行う」と反対なので、驚かれるかもしれません。しかし、重たいものを持ち上げるときは、大きく息を吸い込んだ後に、「ふん！」と止めているはずです。**酸素を体中に取り入れ、血圧が高まったときに、一番力が出る**のです。一般のジムでは、血圧が上がらないように安全を取って、このように指導していますが、効果を優先するなら、息を吐かないでください。例外として、血圧が高い人、心臓が弱い人、頭痛がするような場合は、慣れるまで呼吸をしながら行いましょう。また、一瞬でも重いと思ったり、ゴールが近いと思った瞬間に力が出なくなります。回数は数えても、まだ自分はできる！　と意識しながら行います。

Yoshikawa method

41

最高のボディは3か月間で手に入ります。

とにかく2週間、筋トレに励んだあなたなら、3か月間で激変する自分の姿をきっと思い描けるでしょう。努力を続けるあなたの体が、これからどう変化していくかお教えします。

最初の1か月間は、一番体重が減る時期です。しかし、見た目で驚くような変化はありません。最初は水分が減り、むくみがなくなります。その分、体重は減ります。筋トレの精度が高くなればなるほど筋肉は成長しますが、最初はつきやすいので、この時期でもしっかりと体の中では変わっています。しかし、脂肪で厚着をしているので、見た目の変化はあまりないと感じるかもしれません。**2か月目は、1か月目より体重の減りは鈍化しますが、見た目に明らかな変化が出てきます。**ヒップがキュッと持ち上がったり、二の腕が揺れなくなったり、変わりゆくボディに興奮を覚えるはず。そして3か月目は、ほとんど体重は落ちないかもしれません。しかし、**見た目が変わるのは、実は最後の1か月なのです。**これは、3か月間育て上げた筋肉が、脂肪の厚着が薄手になったことで、日の目を見るときがくるからです。筋肉は脂肪より重いので、筋肉がつけば本来なら体重は増えなくてはいけません。なのに体重が変わらない、もしくはわずかに落ちているということは、筋肉の重量分、脂肪がなくなっていることになります。**3か月後、まったく新しい自分があなたを待っています。**

PART 3

食事で体と心を整える。

Yoshikawa method

42

食事は筋肉をつくるための材料です。

お気軽ダイエットは、効果が出ないものをいかにも効果があるように販売する〝ビジネスダイエット〟です。痛くない額のお金と時間の無駄だけならいいですが、問題は、こういったお気軽ダイエットをするたびに筋肉を減らし、代謝が悪くなり、どんどん太りやすい体質になってしまうことです。末期的な人は、空気を吸っただけでも太ると思い、食事も控えているのに、代謝が極限まで悪くなっているので、太っていきます。こんな人が入会されると、最初は食べるのが大事であることを教えます。みんな食べると太ると思っていますが、食べなさすぎは代謝を悪くしてしまいます。代謝を保つ程度にしっかりと食べて、筋肉を落とさないように正しい筋トレを行うことが必須です。**食事は筋肉をつくる材料であり、筋トレは体をつくる設計図です。**ダイエットをすると、一般的には肌がカサカサになったり、シワが増えたりすることがありますが、うちの生徒さんはみな「肌がキレイになった」「シワも減った」など、うれしい効果を実感されています。それは、食事と筋トレの相乗効果にあります。**食事で、筋肉や皮膚、髪などの材料となるタンパク質を中心に摂り、ホルモンバランスを整えます。その上で筋トレを行うことによって、再生力が高まり、成長ホルモンの分泌が大量に促され、血行も良くなるので、美肌になれるのです。**

食材選びのヒント

毎日の献立に取り入れるべき食材

◆卵

卵白、全卵(1日1個)

◆肉類

鶏ささ身、鶏胸肉(皮なし)、豚ヒレ肉、輸入牛(ヒレ、ランプ、もも。1日200グラム)

◆魚介類

まぐろ(赤身。中落ちは×)、くろかじき(めかじきは×)、ノンオイルツナ缶、いか、たこ、えびやかになどの甲殻類、初がつお(戻りがつおは×)、貝類、ひらめやかれい、ふぐ、かわはぎ(肝は×)、明太子やたらこ(少量)、くらげ

◆豆製品

豆腐（1日1丁）、納豆（1日1パック）

◆乳製品

プレーンヨーグルト無糖（1日200グラム）、カッテージチーズ（1日100グラム）

食べてもいい野菜、きのこ、海藻類

◆野菜

ブロッコリー、レタス、もやし、ズッキーニ、小松菜、ラディッシュ、白菜、セロリ、貝割れ大根、ほうれん草、アスパラガス、たけのこ、トマト（糖度の低いもの）など

◆きのこ類

舞茸、マッシュルーム、しいたけ、しめじ、なめこ

◆**海藻類**

めかぶ、わかめ、もずく、ところてん、寒天、
こんにゃく・しらたき（１日１００グラムまで）

避けたほうがいい食材（加工度の高い食材）

・サラミ
・コンビーフ
・ソーセージ
・ハム
・練り物系全般
・果物全般
・根菜類（にんじん、ごぼうなど。大根、玉ねぎ、白ねぎ、にんにくは薬味程度に）
・いも類（じゃがいも、さつまいも、やまいもなど）、かぼちゃ

使っていい調味料

・バジルなどのハーブ類やスパイス
・甘味料（パルスイート カロリーゼロ、ラカントS）
・うまみ調味料（昆布、かつお節、乾燥しいたけ）
・塩、混合塩、ハーブソルト
・こしょう
・酢（糖質も入っているのでたくさんはNG）
・キューピーライトのマヨネーズ（1回に30グラムまで）
・唐辛子
・わさび（練りわさびはNG）
・豆板醬

NG調味料

・ソース、ケチャップ
・マヨネーズ
・たれ類
・片栗粉、小麦粉、天ぷら粉、揚げ衣
・みりん
・料理酒
・砂糖(ショ糖、上白糖、グラニュー糖、黒糖、ザラメ糖、三温糖、和三盆など)
・はちみつ
・水あめ
・還元水あめ
・還元麦芽糖
・乳糖
・ソルビトール
・キシリトール

・トレハロース
・デキストリン
・オリゴ糖
・りんご酢(その他糖質を多く含むフルーツ酢、黒酢、バルサミコ酢にも注意)

使っていい油

・オリーブ油(加熱向き)
・亜麻仁《あまに》油(加熱は不向き)
・しそ油(加熱は不向き)
・ごま油
・バージンココナッツオイル
(オイルはすべて5~10グラム、1日20グラム程度に抑える。遮光瓶に入ったものを選び、アルミホイルを瓶の上からかぶせ、温度が一定の場所で保管する)

飲んでもいいアルコール、ドリンク

・蒸留酒全般
（焼酎、ブランデー、ウイスキー、ウオッカ、ジン、ラム酒など）
・糖質０ビール
・お茶（緑茶、ほうじ茶、麦茶、ウーロン茶）
・ブラックコーヒー

NGアルコール、ドリンク

・インスタントコーヒー
・野菜ジュース
・醸造酒全般（ビール、日本酒、ワイン、リキュール、梅酒など）
・清涼飲料水

Yoshikawa method

43

食事日記でいいかげんな自分と向き合う。

うちの生徒さんたちには、毎食、何時に何を食べたかを、写真とともにメールで報告してもらっています。量を報告するにしても、「約」という単語はなく、１桁まで正確に量って報告してもらっています。

きちんと報告できる人は、必ずダイエットに成功します。しかし、報告が滞る人は、体重も停滞しがちです。なぜなら、ダイエットの優先順位が低く、しっかりと自分と向き合っていないからです。私に正確に報告しなければいけないとなると、数字や食材を、曖昧に書くことはできません。従って、自ずと細かく書き込むようになります。記入を正確にするほど、自分が今何をやっているか把握でき、何が大事かがわかります。ダイエット意識が高くなり、ダイエットもうまくいきます。**食事報告は、今までの曖昧で、いいかげんな自分に打ち勝ち、自分を見つめ直す大切な時間**なのです。ただ、読者のみなさんの食事を、私がチェックすることはできません。ですから、みなさんは、毎食の食べ物を写真に撮り、何時に何をどれだけ食べたかを記録する、食事日記をつけるようにしてください。後で思い出して書くなんてことは、論外です。私が監修したサイト「吉川メソッドＭＯＢＩＬＥ」には、スマートフォンで食事報告ができるプログラムがあります。巻末にお知らせがありますのでご覧ください。

Yoshikawa method

44

「タンパク質8：脂質2」が食事の黄金比。

　吉川メソッドでは、炭水化物やすべての糖類は、できるだけカットします。吉川メソッドのジムに通っていただく方には、炭水化物が少量でＯＫな人、完全カットの人など個人に合わせてメニューを作成しますが、読者の方は、わかりやすい、糖質カットのほうが向いていると思います。糖質を完全にカットするなら、絶対に欠かせないタンパク質の他に脂質が若干必要です。これを**「タンパク質８：脂質２」の質量比で摂り入れることが、無駄な脂肪をカットし、筋肉を育てるポイント**です。

　以前は、「タンパク質７：脂質３」の質量比で食事をしていましたが、それだと、体重が減りにくく、脂肪も増してしまいました。私自身と生徒さんたちで実践しつつ、日々研究を重ねた結果、たどり着いたのが「タンパク質８：脂質２」というバランスです。**糖質は極力摂らず、脂質は少量摂る**、とてもストイックな食事法です。しかし、理想的なボディを手に入れるには、非常に有効です。とはいえ、読者のみなさんが、家庭で実践するのは大変なことでしょう。慣れ親しんだ、パンやご飯、サラダや調味料までさまざまな食材から糖質は摂れてしまいます。ｐ１１４～１２０の「食材選びのヒント」を参考にしてください。これを守れば、個人差はあるものの、筋力アップと引き締め効果が望めるでしょう。

Yoshikawa method

45

1日の摂取カロリーは、1200キロカロリーが目安。

昔からダイエットを繰り返している女性は代謝が悪いので、最初は体重が落ちないかもしれません。しかしだからといって、**極端にカロリーを抑えるのはやめましょう。**最初から食べないでいると、代謝が余計悪くなります。普段より食べる量が増えたり、カロリーが高くなったりするかもしれませんが、**まずはしっかりと食べて代謝を上げてから、徐々にカロリーを落としていきます。**1週間続けても、体重がまったく落ちなければ、100キロカロリーずつ下げて体重が落ちるところまでカロリーを落とすと、自分の基礎代謝がわかります。

エネルギー代謝は、ブドウ糖→脂肪→アミノ酸の順で行われますので、ブドウ糖である糖質をカットすれば、脂肪からエネルギーを生み出してくれます。摂取カロリーが大きく減れば体は飢餓状態となり、少ないカロリーでも動けるように基礎代謝を低くし、消費カロリーを減らします。この消費カロリーを減らすのに最も手っ取り早いのが、代謝の高い筋肉を落とすことです。プチ断食や、置き換えダイエットのように、食事制限だけのダイエットをすると、体重は落ちますが、最悪なことにそのほとんどが筋肉ということになります。これを繰り返せば、ダイエットのたびに、筋肉を落とし、どんどん、やせにくい代謝の悪い体になってしまいます。

Yoshikawa method

46

摂食障害を乗り越えて、夢を勝ち取った女性。

悲しいことに、正しいダイエット法がわからず、摂食障害に陥る女性が増えています。大量に食べた挙句に、全部吐き出してしまう心の病です。摂食障害になると、もはや吐くことが目的になるため、最初にわかめなど、目印になるものを食べて、わかめを吐き出すまで吐き続けることもあると聞きます。実は、生徒さんの中にも摂食障害の方がいました。最初の3週間は、順調に体重が減りましたが、だんだん体重が停滞し、ついに「実は摂食障害だから、これ以上は続けられないので、やめさせてほしい」と打ち明けられました。**筋肉痛がある間は、筋トレが効いているのを実感できるので、過食の症状は出ない**そうなのですが、筋肉痛が和らぐと、どうしても大量に食べ、吐いてしまうそうです。しかし、とことん話し合い、「私が治してみせる！」と、彼女の病気を治すことを優先させたメニューでダイエットを継続させることになりました。彼女には、「プロのダンサーになりたい」という夢があり、その強い思いも彼女を支えていました。すると安心したのか、摂食障害もピタリと止まり、みるみるやせていったのです。そして、とある大会に出た際、著名なダンサーの目に留まりました。「彼女は日本人か？　日本人であの美しい体型はあり得ない」と。ダンスの実力も認められ、スカウトされた彼女は、現在ニューヨークでプロダンサーとして活躍しています。

Yoshikawa method

47

炭水化物などの糖質は不要。必須糖質は存在しません。

吉川メソッドの食事のポイントは、「無駄な材料は省く」「ボディデザインに必要な材料だけを摂り入れる」、この2点につきます。無駄な材料とは、ずばり「糖質」です。一般的には、「タンパク質」「脂質」「炭水化物（糖質）」が3大栄養素とされていますが、**吉川メソッドでは、炭水化物などのすべての糖質をできるだけカットします。**

タンパク質は、筋肉や骨、髪の毛など体の材料として欠かせません。そして、エネルギーにもなります。脂質は、人体に60兆個ほどもある細胞の材料ですし、ホルモン生成に重要な役目を果たしますので、摂取しないといけません。脂質もまたエネルギーになります。糖質（炭水化物）はと言うと、体の材料にはならず、エネルギーにしかなりません。余った分の糖質は、すべて中性脂肪になります。そして、この脂肪貯蓄には際限がなく、摂れば摂るほど貯蓄されてしまうのです。**必須アミノ酸、必須脂肪酸はあっても、必須糖質というのはありません。**人体で糖質が足りないときは、アミノ酸や、脂肪を分解してできるグリセロールから糖新生でブドウ糖をつくり出します。脳の唯一のエネルギー源はブドウ糖というのも誤りです。脳は脂肪酸からつくられるケトン体をエネルギーとして使えます。そして、脳はブドウ糖より、ケトン体を好んで使いますので、糖質は一切摂らなくても大丈夫です。

Yoshikawa method

48

糖質をカットすると、脂肪が燃焼しやすくなります。

本来、狩猟生活（肉食生活）を営んでいた人類は糖質を大量に摂取するようにはできておらず、肉や脂肪を主食として生きるようにつくられています。事実、糖質（炭水化物）は、大量に摂取してもエネルギー源であるブドウ糖（グリコーゲン）として溜め込むには限界があり、筋肉と肝臓で満タンになったら残りはすべて脂肪になります。肝臓でおよそ１００グラム、筋肉量によりますが、筋肉ではおよそ３００グラムです。筋肉のグリコーゲンは筋肉内でしか使用できないので、貯蔵して使えるエネルギーは肝臓のみとなります。肝臓で貯蔵できるグリコーゲンは、わずか１００グラムで、８時間もすれば枯渇します。

いっぽう、脂肪酸からつくられるケトン体というエネルギー源は中性脂肪ですから、10キロの脂肪があれば、実に９万キロカロリーの貯蔵エネルギーがあることになります。糖質と違い、脂肪は限度なく貯蔵エネルギーを生成できます。これは、人類が長期の飢餓を乗り越えるために身に付けた優れたシステムであり、脂肪こそ最も優れたエネルギー源なのです。人体はブドウ糖↓脂肪↓アミノ酸の順にエネルギーを使いますが、このダイエットでは**脂肪を効率良くエネルギーとして使うために、優先順位の高いブドウ糖（糖質）を摂らず、脂肪から優先的にエネルギーを生み出すようにすることが重要**です。

Yoshikawa method

49

血糖値を下げることが、中性脂肪を減らすカギ。

糖質を摂ると、血糖値が上がります。すると、血糖値を下げるためにインスリンというホルモンが膵臓《すいぞう》のランゲルハンス島（内分泌細胞群）のβ細胞から分泌されます。このインスリンは、中性脂肪の合成を進ませ、脂肪分解を抑制します。つまりインスリンは「太るホルモン」なのです。逆に血糖値が下がると、血糖値を上げるために、グルカゴンというホルモンが分泌されます。これは、膵臓のランゲルハンス島のα細胞から分泌され、そのシグナルによって、中性脂肪を脂肪酸とグリセロールに分解します。脂肪酸はケトン体としてエネルギーに変わり、グリセロールは肝臓で糖新生によりブドウ糖に変わります。つまり、いかにグルカゴンを出すかということが、中性脂肪を減らすカギとなります。

　これらを踏まえると、もし、**どうしても甘いものが食べたくなった場合は、血糖値を上げないものを摂取すればよいとわかります。**エリスリトールなどの人工甘味料を使うとよいでしょう。エリスリトールは糖アルコールの一種です。9割以上は代謝されずにそのまま尿として排出されるので、血糖値に影響せず、カロリーもゼロです。商品名で言うと、「ラカントS」「パルスイート カロリーゼロ」です。これらを上手に活用しながら、ダイエットを成功させましょう。

Yoshikawa method

50

野菜やフルーツがヘルシーなんて、
大きな勘違い。

糖質がダイエットにＮＧであることは、すでにお話をしました。意外かもしれませんが、野菜や果物も、吉川メソッドでは必要ありません。

ビタミンやミネラルの補給と言えば、野菜や果物をイメージしますよね。でも、最近の野菜や果物から摂れるのは、ほとんどが糖質。昔の野菜ならともかく、現代の農薬まみれになった大量生産の野菜から摂取できるビタミンやミネラルなんてたかが知れています。実はビタミン、ミネラルなどの栄養素（特に脂溶性のビタミン）は、肉などにも含まれているのです。ですから、野菜は摂らなくて構いません。ただし、肉から摂りにくいビタミンＣと、脂肪代謝とタンパク質代謝に不可欠なビタミンＢ群はサプリメントで補うとよいでしょう。また、フルーツに含まれる果糖は特に太りやすい糖質です。**ブドウ糖より早く代謝される果糖は、血中の中性脂肪を増やしやすく、果糖を代謝する際に出る代謝産物が中性脂肪の合成を促進させますので、果物も控えたほうがよいでしょう。**とはいえ、野菜も根菜類、いも類、豆類を除けば、ほとんどが水分なので、野菜だけを大量に食べたりしないかぎりは、問題ありません。ブロッコリー、レタス、アスパラガス、糖度の低いトマトなど、糖質が低い野菜を選ぶといいですね。

Yoshikawa method

51

糖分を摂りすぎると、「糖化」して肌や体が老けてしまいます。

食事をすると、血中の糖が増えます。しかし通常は、膵臓からインスリンが分泌され、血中の糖を代謝するため、食後４時間くらいで血糖値は元に戻ります。ところが、糖質を摂りすぎたり、運動不足、肥満、ストレスなどが加わったりすると、糖がうまく代謝されなくなり、「糖化」が起こります。

「糖化」とは、体内にあるタンパク質（コラーゲン、エラスチン）が、糖と結びつくことで、劣化したタンパク質が蓄積することを言います。**糖化が進むと、肌のコラーゲンが破壊され、シミやシワ、たるみの原因になることが、最近の研究でわかってきました。**顔だけではなく、髪の毛がパサついたり、動脈硬化を引き起こしたり、骨をもろくしたり、アルツハイマー病の一因になったり、まさに、体全体が老いていってしまうのです。

よく、女性のタレントさんが、「健康のためにフルーツをたくさん食べています」と言っていますが、あれは大きな間違い。実は、フルーツの果糖は、砂糖よりも10倍糖化しやすいと言われています。甘いものを摂りすぎると太るのはもちろん、肌や体の老化にも直結してしまうとは、恐ろしいことですね。美容と健康のために、これからはフルーツを控える時代が訪れることでしょう。

Yoshikawa method

52

摂ってイイ油、ダメな油を知ることが、ダイエットの近道。

油は、無添加で加工されていないものを選びましょう。体内でほとんど合成することができない必須脂肪酸のαリノレン酸（オメガ3）が豊富な、**亜麻仁油、しそ油（えごま油）、魚油などがよいでしょう。**特に亜麻仁油はクセもなく、炎症性の高いオメガ6（リノール酸）が少ないのでオススメです。しかし、これらは熱に弱く酸化しやすいので、加熱せずに摂ります。加熱調理の場合は、熱に強いオレイン酸主体の**オリーブオイル**を使ってください。また、**バージンココナッツオイルもオススメ**です。私は、中鎖脂肪酸が65％含まれているものを、インターネットの通販で購入しています。中鎖脂肪酸は長鎖脂肪酸（通常の油）と違って、アミノ酸などと同様にすぐに肝臓で代謝に使われます。そのときに、同時に蓄積していた脂肪も一緒に燃やしてくれる働きがあります。中鎖脂肪酸の加工油脂製品には、中鎖脂肪酸自体は数％しか含まれていないため、必ず天然のものを選ぶようにしましょう。

摂ってはいけない油は、トランス型脂肪酸です。電子顕微鏡で見ると、プラスチック製品とまったくよく似た分子構造であることから、別名「プラスチック油」とも言われています。しかも、このトランス型脂肪酸は一旦体内に入ると、代謝が非常に難しく、体にとても有害です。代表的なものは、マーガリン、ショートニングなどです。

Yoshikawa method

53

水は1日3リットル以上飲む。

人体の60～70％は水分でできており、正常な代謝であれば1日に2・5リットルほどの水分が汗や尿として排出されます。**体のほとんどをしめる水分は常に新しい水分と入れ替える必要があります。そうすることで新陳代謝は高くなり、老廃物もしっかりと排出されます。**

また、水は飲めば飲むほどやせます。もともとカロリーという基準は1グラムの水を1℃上昇させるために使われる熱量を1カロリーと示したものです。水は体内に入れば、体温と同じ温度にしなくてはならず、そのときの水と体温の温度差分、カロリーを消費します。最近の研究データによれば、５００ミリリットルの水を飲んだ後は一時的ですが、30％も代謝が上がったようです。ただし、一気に大量の水を飲めば水中毒となりますので、一度に1リットル以上飲まないように。水をたくさん飲むと水太りすると思われている女性も多いですが、まったくの逆です。水が入ってこないから、水を体内から出そうとしないのです。人間の体液は０・８５％がナトリウム（塩分）です。体は、このナトリウムとカリウムのバランスを常に保つため、体液をコントロールしています。ところが、塩分を多く摂取したにもかかわらず、水分量が少ないと、このバランスが崩れます。体液のナトリウムバランスが高くなれば、それを薄めようと水分を引き込むので、結果としてむくみます。

Yoshikawa method

54

クラシック音楽を聴きながらの食事も効果あり。

体を飢餓状態にしないことが大切なので、**食事の間隔は5時間以上空けないようにしましょう。**空いてしまいそうな場合は、ノンオイルツナ缶か、ゆで卵、もしくは、プロテインを摂ってください。プロテインは消化速度が速いのが利点で、トレーニング後や起床直後などに、速やかにアミノ酸を補給したいときに適しています。食事でしっかりとタンパク質が摂れていれば、特別必要ありませんが、急いで補給したいときには、活用しましょう。ただし、プロテインの中にも、糖質や脂質を多く含んだものがあるので注意が必要です。タンパク質含有量が90％以上で、なるべく糖質と脂質の含有量が低いものを選んでください。具体的には、「ホエイプロテイン・アイソレート」という商品がオススメです。これは、乳糖をほぼ１００％除去し、脂質もほとんどありません。その中でも特に、加熱処理などをせず、タンパク質が変性していない、高精製タイプがよいでしょう。食事の間隔が5時間以上空きそうな場合は、これを20〜30グラム、水で割って飲んでください。あと、**満腹感を得るために、ひと口50回噛むことも、意外と有効です。クラシックなどのゆっくりとした音楽をかけて食べるとペースもゆっくりになります。**ちなみに飲食店などで、アップテンポな曲がかかっているのは、早く食べさせ回転率を上げるためです。

Yoshikawa method

55

夜は昼の20倍太りやすい。

朝と昼に充分なタンパク質を摂取するのが重要です。朝食を食べないと、1日の代謝が上がりませんし、就寝中に枯渇したアミノ酸を早急に補給することができません。朝食は必ず食べてください。また、昼は活動量が多くエネルギーをたくさん消費するので、しっかりとタンパク質を摂取しないと、最悪なことに、筋肉が犠牲になってしまいます。それに比べて夜は、もう寝るだけなので体は摂ったエネルギーを脂肪として溜め込もうとします。ですから、夜はできるだけ早い時間に、そして少量ですませるのがポイントです。

1日3食摂る場合、1日の摂取カロリーを3等分するより、活動量の多い昼に多く食べ、その次に朝、そして夜は少量にすることが大事です。夜に食べるとなぜ脂肪がつきやすいかというと、時計遺伝子である「ビーマルワン」というタンパク質が密接に関係しています。このビーマルワンが多く分泌されているときに体内に栄養が入ると脂肪に変わりやすくなってしまいます。ビーマルワンが一番多く分泌される時間帯が22時〜午前2時の間です。一番分泌量が少ない15時と比べると、実に20倍も多く分泌されます。つまり一番太りにくい時間帯より20倍も太りやすい時間帯となるのです。ですから、夜にコンビニで買ったデザートをひと口……なんてことをしていたら、やせるわけがないのですよ。

Yoshikawa method

56

22時〜午前2時にお腹を空かせて眠るのがやせるヒケツ。

夜にたくさん食べると、太りやすくなる主な原因は、時計遺伝子である「ビーマルワン」だと、前項でお話ししました。この、ビーマルワンが最も分泌される**22時~午前2時は、太りやすい時間帯であると同時に、実は、最もやせやすい時間帯でもあるのです。**何だか矛盾していますよね。しかし、事実なのです。なぜなら、やせるホルモンと言われる「成長ホルモン」も、同じく22時~午前2時に一番分泌されやすくなるからです。ただし、分泌させやすくするには2つ条件があります。ひとつは「就寝中であること」。もうひとつは「空腹状態であること」です。22時に空腹状態にするには、夕食は、18時までに終わらせるのがベストです。なぜなら、通常の食事は胃で消化され、小腸で分解され、門脈から肝臓で代謝されるまでに4時間ほどかかるからです。つまり、体内で利用されるまでに4時間かかるので、**22時以降に体内に摂取した栄養が残らないようにするには、18時までに食事を終わらせる**必要があります。そうすることで、脂肪合成は抑制され、さらに脂肪燃焼に欠かせない成長ホルモンをたくさん分泌させられるのです。「そうは言っても、忙しくて……」と、すでに20時になってしまった場合の裏ワザをお教えしましょう。消化速度が速いホエイプロテインを飲んでください。約1時間半で体内に達しますので、22時までに間に合います。

Yoshikawa method

57

デートはイタリアンより焼肉。

ダイエット中に外食するなら、パスタやピザなどを食べたくなるイタリアンより、焼肉のほうがいいですね。でも、和牛はいけませんので、**ダイエット期間中は、いかやえびなどの魚介類や、脂質の少ないミノなどを食べるといいでしょう。牛肉は、輸入牛のヒレステーキがいいでしょう。**和牛は輸入牛に比べ、同じヒレ肉でもカロリーは2倍、脂質は3倍もあります。部位によっては、脂質が10倍ほど違いますので、ダイエット期間中は、和牛はＮＧです。ただし、輸入牛であっても、牛肉は部位によっては、脂質が高く、高カロリーなので、ヒレ・ランプ・ももの部位のみＯＫ食材となります。また、この部位であっても、赤身の部分にも脂質はしっかりと含まれているので、脂身は極力取り除かないといけません。

　また、牛には穀物飼育牛と牧草飼育牛がありますが、後者がオススメです。緑黄色野菜の栄養素をたっぷり吸収した牧草牛を食べれば、人間は、野菜に含まれる栄養素を効率よく吸収できます。また、牧草牛に多く含まれる共役《きょうやく》リノール酸は、脂肪をつけにくく、筋肉をつけやすくします。国産牛は、主に穀物飼育です。牛舎の中で運動を制限し、過剰に穀物を摂取させ、太らせます。アメリカもほとんどが穀物飼育で、牧草飼育をしているのは、オーストラリアぐらいです。「肉を食べるならオージービーフ」と、覚えておいてください。

Yoshikawa method

58

体重が停滞したら、食事を増やす。

１日の食事の総カロリーが１２００キロカロリーでは体重が落ちず、１００キロカロリーずつ落としていき、とうとう８００キロカロリー未満の食事になったとします。それを毎日続けているのに、**体重が減らず、１週間停滞したら、摂取カロリーを増やしてみてください。ただし、これはリバウンドの危険もはらんでいるため、行うのは１日限定**です。

体重が停滞している理由は、体が「省エネモード」になっているから。摂取カロリーが長期間減った場合、体はエネルギー不足だと判断し、省エネモードに切り替わってしまうのです。しかし、そこで食事を１日だけ増やすと、体は省エネモードから抜け出せたと思い、また代謝がアップしていきます。増やす量は、５００キロカロリーが目安。それでも減らない場合は、夕食を半分に減らすか、１日の総摂取カロリーを１００キロカロリーほど下げましょう。**いくら体重が減らないからと言って、絶食したり単品ダイエットを行ったりするのは、絶対にやめてください。**通常、体重が増えると、増えた脂肪を重力に逆らって支えるために、脂肪の25%分の筋肉がつきます。しかし、体重が減ると、減った分、脂肪を支えなくてよくなるため、筋肉も減るのです。その結果、代謝量が減り、リバウンドしやすくなります。大事なのは、摂取カロリーはそのままに、運動量を増やし、消費カロリーで落とすことです。

Yoshikawa method

59

ダイエットに成功すると、自然と体にイイものを食べたくなる。

ダイエットに成功すると、うまくいった分、食事を摂るのがこわくなることがあります。これは、大きなストレスになる上、下手をすると摂食障害にもなりかねません。

ですから、**ダイエットに成功したら、ダイエットのことは考えないことが大切です。今まで控えてきた、甘いものだって、食べてＯＫ。なぜなら、しなやかな筋肉を身に付けたあなたは、同じ体重の女性と比べて、断然太りにくくなっているからです。**存分に食事を楽しんでください。

ところが、不思議なもので、生徒さんの多くは、ダイエットをやり遂げると、考え方自体が変わってしまいます。ダイエット前は大好物だった、ファストフードやスーパーのお惣菜などを体が欲しなくなり、「体に悪いものを、わざわざ体に入れたくない」と考えるようになるのです。それも、ガマンするのではなく、ごくごく自然に自分が美しくなる食べものがわかるようになります。どうせ同じカロリーなら、良質なものでカロリーを摂りたいと思うのは自然なことかもしれませんね。

心も体もリフレッシュし、体にイイものを摂り入れたくなる……。健康的で、素晴らしい人生を送れる予感がしませんか？

Yoshikawa method

60

リバウンドと無縁であるために、一生、続けてほしいこと。

ダイエット成功後は、今までのような筋トレメニューを行う必要はありません。しかし、筋肉は生き物。私の経験上、トレーニングの間隔を14日間以上空けると、筋肉が落ちていきます。ですから、1日5分で構わないので、ぜひ筋トレを継続してください。「今日は腹筋」「明日はスクワット」という具合に、1日1セット、1メニューを行うのがオススメです。エスカレーターがあっても階段を使ったり、電車に乗っても座らずに、立ってみたり。**特別なことを続けるという感覚ではなく、体を動かすことを生活に組み込んでください。それが身に付けば、あなたは一生、リバウンドとは無縁です。**

とはいえ、これからダイエットに挑もうとしているあなたは、「期間限定ならまだしも、ずっと継続するなんて、とても無理」と、感じているかもしれません。でも、どうぞ安心してください。**3か月後、ダイエットに成功したあなたは、今のあなたとは、まったく違う精神と体を手に入れています。何かをしていないと落ち着かないほど心が活性化し、体もうずうずしているはず。**「やらなきゃ」ではなく、「やって当然」になるのです。それほど、あなたが臨もうとしている筋トレは、密度が濃いもの。どうか、この筋トレを人生のカンフル剤として存分に活用してください。

扉モデル … 中村悠子

ヘアメイク … 矢次千尋

撮影 … 藤谷勝志

構成 … 森本裕美

イラスト … ネギシシゲノリ

ブックデザイン … 原てるみ　星野愛弓　(mill design studio)

協力 … 梅本満　月村尚也　(ブレイン・コミュニケーションズ)

編集 … 竹村優子(幻冬舎)

著者略歴

吉川朋孝

1973年愛知県生まれ。プライベートジムによる完全マンツーマンの指導により、16歳から84歳まで老若男女を問わず、多くの人のボディデザインを成功させてきたトレーナー。その圧倒的成果を生み出すメソッドは、テレビ、雑誌などでも取り上げられ、大きな話題を呼ぶ。著書に『リバウンド率0%! 人生最後のダイエット「吉川メソッド」 食べて美しいボディラインを作る!』（ソフトバンククリエイティブ）、『成功者のボディコントロール　驚異の「吉川メソッド」ダイエット』（集英社）などがある。

あなたと、あなたの人生を美しく、強くする筋トレのはじめ方

2013年4月25日　第1刷発行

著　　者	吉川朋孝
発行者	見城 徹
発行所	株式会社　幻冬舎
	〒151-0051　東京都渋谷区千駄ヶ谷4-9-7
電　　話	03(5411)6211（編集）
	03(5411)6222（営業）
振　　替	00120-8-767643
印刷・製本所	中央精版印刷株式会社

検印廃止

Printed in Japan
ISBN978-4-344-02371-0 C0095
幻冬舎ホームページアドレス http://www.gentosha.co.jp/
この本に関するご意見・ご感想をメールでお寄せいただく場合は、comment@gentosha.co.jp まで。